微创面部整形技术

李平珍　王艳芬　董玉洁　主编

吉林科学技术出版社

图书在版编目（CIP）数据

微创面部整形技术 / 李平珍，王艳芬，董玉洁主编
. -- 长春 ：吉林科学技术出版社，2019.6（2024.10重印）
ISBN 978-7-5578-5666-3

Ⅰ．①微… Ⅱ．①李… ②王… ③董… Ⅲ．①显微外
科学－整形外科学 Ⅳ．①R622

中国版本图书馆CIP数据核字(2019)第119057号

微创面部整形技术

主　　编　李平珍　王艳芬　董玉洁
出 版 人　李　梁
责任编辑　孙　默　史明思
装帧设计　李　天
开　　本　787mm×1092mm　1/16
字　　数　212千字
印　　张　11
版　　次　2020年4月第1版
印　　次　2024年10月第2次印刷

出　　版　吉林科学技术出版社
发　　行　吉林科学技术出版社
地　　址　长春市龙腾国际出版大厦
邮　　编　130021
发行部电话/传真　0431-85635177　85651759　85651628
　　　　　　　　　85677817　85600611　85670016
储运部电话　0431-84612872
编辑部电话　0431-85635186
网　　址　www.jlstp.net
印　　刷　三河市元兴印务有限公司

书　　号　ISBN 978-7-5578-5666-3
定　　价　60.00元

前　言

　　整形外科是对人体组织、器官畸形和缺损的修复与重建,以及对人类容颜及形体的美的重塑。随着面部年轻化手术、面部注射美容、面部脂肪注射等的飞速发展,以及当今的组织工程学、基因工程学、细胞生物学、分子生物学、免疫学和生物医学工程在整形外科应用的研究成果和发展趋势,已经或将会给面部组织、器官畸形和缺损的修复与重建带来划时代的变革。为了适应这一发展形势,也为了与其他医师交流经验,编者特编写了本书。

　　全书重点介绍了面部整形美容医学方面的内容,包括眼部、鼻部、唇部等器官的美学与设计,同时对整形外科技术进行了较为详细的论述。本书以实用性为原则,以循证医学的方法和观点为基础,内容新颖、全面,理论与实践结合紧密,科学性和可操作性高,是一本极具参考价值的专业类书籍。

　　编者在繁忙的工作之余,将自身多年的诊疗心得及实践经验跃然纸上,编纂、修改、审订,尽求完美,然而医学的发展日新月异,加之编写时间有限、篇幅所迫,若存在欠妥之处恳请广大读者斧正,使之日臻完善,不胜感激。

目　录

第一章　整形外科总论

第一节　整形外科特点

整形外科除了治疗范围广泛、与众多学科密切相关的跨学科特点之外，尚有如下一些特点。

一、功能与形态的统一

在组织器官缺损、畸形修复重建过程中，只有良好的外形上的重建，才是获得正常功能的最佳解剖学恢复的基础。整形外科以体表器官损害的修复为主要内容。畸形外表的修复和重建，不仅是患者的要求，而且是医师们为患者制造新的生活机遇，提高患者生活质量，医治其心理创伤的重要手段。精确地、无创地，尽可能使畸形的外表达到解剖上的恢复及功能上的重建，才能取得最佳的疗效。

无论是对颜面畸形的矫正，或是对手足四肢畸形的医治；无论是体表暴露区缺损的修复，或是对身体隐蔽区缺损的整形，均应尽可能使其外形及功能上都达到最佳恢复。只注重功能障碍的修复，轻视外形丑陋的矫正，这不符合整形外科学的宗旨。

整形外科学是美学外科学、艺术外科学，它用外科学成果及人体形体美学的丰富内涵，对正常人体进行再塑造，从而使形体达到近乎理想的境地。

二、治疗时间与疗效的最佳选择

整形外科治疗中，许多是要择期治疗的，治疗时机的选择直接影响到患者功能康复及身心健康的治疗效果。例如对于手部深度烧伤手畸形的治疗，宜在瘢痕挛缩造成手部关节继发畸形发生之前进行，即使手部创口尚未全部愈合，或身体其他部位亦有创口，也可以进行治疗，而不必等到创口愈合，瘢痕"成熟"后再进行治疗。

先天性唇裂、众多类型的狭颅症、面裂畸形及某些上睑下垂的病例等，最好在婴儿时期就能矫正其最严重的缺陷，这对儿童的身心发育、视力的保护及家长心理负担的解除都有好处。对于多种类型的先天性手、足、上下肢畸形的病例,也宜在婴儿时期开始或完成其治疗,以利于畸形的矫正、功能和相关结构的发育及心理的正常发育。

三、计划性与疗效的关系

外伤或烧伤畸形患者往往有多部位创伤、多器官功能及外形的损害,整形外科医师应根据病情状况决定治疗的先后,制订最优的手术治疗及康复治疗的整体规划。没有良好的治疗规划,可能会使患者失去治疗的良机,失去功能和外形修复的可能性。

在颜面部位的多部位创伤中,宜将眼的保护、呼吸道的畅通及小口畸形的矫正,放在第一位,其他部位畸形的修复放在第二位。

在整个上肢多处烧伤瘢痕挛缩的治疗中,往往将腋窝、臂胸瘢痕粘连及肘关节挛缩的矫正,放在先进行矫正的计划之中,以利于后期手部等其他部位手术的进行。

在全身性烧伤的治疗中,宜将颈部瘢痕挛缩的治疗放在首位,只有颈部严重瘢痕挛缩获得矫正,才能为以后各部位治疗的麻醉安全性取得保证。

在先天性骨融合畸形的矫正时机选择中,要考虑治疗应有利于各部位的骨的发育。如狭颅症宜在婴儿时期内进行,而对四肢的有些骨融合,则宜等到骨发育到一定程度后再进行。

在复合性创伤、烧伤畸形的矫正,或某些复杂的先天性畸形的治疗中,无论对患者还是医师都是一个系统工程。手术的计划性安排、麻醉选择及康复治疗的规划等,在治疗一开始,就应有所确定。整形外科计划性的安排,是患者术后取得最佳疗效的保证。

四、康复治疗与外科治疗的协同

康复治疗包括物理治疗、静力或动力性支架及夹板的应用、医疗体育训练、职业性训练、语言训练、表情肌训练,以及心理治疗等。其目的是使组织、器官的畸形、缺损在手术修复或重建后,再达到功能上的康复。如果说整形外科手术是使组织、器官的畸形得到解剖学上的重建的手段,而康复治疗则是功能上的重建过程,没有康复治疗的整形治疗,只能算是完成了治疗任务的一半。重视研究整形外科手术后的康复治疗,是整形外科的重要任务。与整形外科相关的中国修复重建外科学会,于1988年得到国家科委的批准正式成立,它是隶属于中国康复医学会下面的一个专业委员会。

五、整形外科医师的职业修养

整形外科医师需具备一般专业外科医师所具有的爱心、知识及技能,还需具备整形外科专业所特有的修养。

1.具有博爱之心 这是整形外科医师最基本的素质。要爱被诊治者,爱护任何年龄、性别、职业层次的就诊者。爱表现在救死扶伤的精神上,应尽一切努力,用伤痛最少、费时最短、花费最小、疗效最好的方法诊治就诊者;爱表现在尊重就诊者,应把他们当成朋友,看成是亲属;爱表现在治疗伤痛者时要与人平等,要仔细听取就诊者的期望、建议;爱还表现在应保护就诊者的隐私,保护就诊者的人身权益。

2.努力学习,循序渐进 整形外科专业要求医师具有渊博的知识与熟练的技能,不但要掌握本专业的基本知识及操作本领,而且应熟悉和掌握与整形外科相关专业及基础学科的知识及技能。在整形外科技术中,颅面外科基本技术和显微外科基本技术,属于整形外科基本知识及技能范畴,每一个合格的整形外科医师都应学习和掌握。

学习整形外科,入门容易,成熟艰难,有所创造更难。每个医师都应努力学习,勤于实践,循序渐进。在一定环境下,花费 10～15 年功夫,才能达到比较成熟的程度。至于有所创造,这来自于勤于实践、勤于分析、勤于总结及勤于学习的过程之中,在外科技术之中,是来不得半点虚假的。

3.丰富的美学知识及心理素质的平衡 整形外科是应用外科学及康复医学的一切先进成果,对人体进行雕塑,达到外形及功能上的完美的恢复或重建。整形医师除了掌握医学知识及技能之外,对美学应有深刻的认识,而这些认识不仅来自于临床医学及基础医学,还来自于音乐、美术、雕塑、文学和社会学等。只有具备丰富医学知识及技能,又具有广博和深刻美学修养的人,才是一名较为全面的整形外科医师。他们的外表形象及人格特征,不仅从对就诊者手术过程及手术或康复治疗的结果中反映出来,而且可以在他们的举止行动中,以及接待就诊者时的言语、语调、表情和体态活动中表现出来。整形外科医师应努力并出色地完成每一项诊治任务;整形外科医师应该是给人们身体及心灵上带来完美、带来欢悦的美的使者。整形外科医师应该以自己丰富的医学知识、熟练的外科技巧、深刻的艺术修养,以及高尚的人格,塑造人们所企盼的艺术形体。

第二节 基本原则

一、严格无菌操作

任何外科手术均应遵守无菌操作技术规则。整形手术往往有两处以上手术野,操作程序多,手术时间较长,体表创面暴露机会多,术中患者体位变换较多,因此招致感染的机会增多,严格无菌操作就显得尤为重要。要求手术野严密消毒,范围要大,铺巾后不致因手术体位改变而遭受污染;作好口鼻附近的皮肤粘膜消毒;术中要用纱布遮盖清醒患者的口鼻,以防飞沫污染;烧伤瘢痕凹陷处的积垢不仅要在术前预先清除,而且在手术过程中还需进一步清洗。整形手术中组织移植占很大比例,游离移植的组织在未重新建立血供之前,抗感染力低,带蒂组织移植的血供往往比正常组织者降低,一旦感染可致手术失败,且又消耗了修复用的组织材料。至于硅胶假体、扩张囊埋植术后的感染,因不易逆转,往往会以失败告终。

二、减少组织损伤

任何外科手术对组织都有一定的损伤。整形、美容手术应把这种损伤减少到最低程度。爱护组织,贯彻于作切口、止血结扎、剥离、钩拉组织及缝合等每一操作中。过度夹持、挤压、摩擦、牵拉、扭转,以及用干燥或过热的纱布湿敷等,均可造成细胞组织的损伤,血管痉挛,内膜损伤,使相关组织缺血、肿胀以致发生血供障碍。术中禁忌粗暴操作,准确地使用精巧、锋利的器械,以减少手术损伤。整形外科医师在成长起始阶段,就应严格要求,养成严密且无创操作的习惯。

三、消灭无效腔,防止血肿

因局部组织缺损,创面闭合后在皮下或深层出现空隙即为无效腔,这是造成血肿、感染的祸根,可通过转移组织瓣充填及放负压引流管,以消灭无效腔。小的无效腔可借缝合及加压包扎去处理。

血肿是因为止血不彻底所致,也可由于局部浸润麻醉药液中加肾上腺素后继发性出血引起。血肿影响手术创面的愈合,造成瘢痕及畸形愈合。移植皮片下血肿常使皮片坏死,皮瓣下血肿可使皮瓣部分感染、坏死,应予避免,产生血肿应予清除。

四、适度张力缝合

过度的张力缝合易引起组织器官移位、缝合边缘皮肤切割伤及瘢痕过宽。有时因张力大可导致组织坏死、创口裂开等。皮片移植时皮片张力大则使皮片与创基贴附不良,造成皮片坏死及皮片下血肿等。缝合时过分松弛则会造成局部组织过多,可形成组织堆积臃肿。因此在缝合时必须保持适度张力。

五、无创面遗留

在器官再造及组织缺损修复时应尽可能不要遗留创面,否则易招致感染,形成肉芽,愈合延期,瘢痕较多,影响修复效果。特别在手部新鲜创伤、皮肤撕脱伤等早期修复中,必须实行无创面遗留的原则。在上皮生长活跃区,或是非全层皮肤损伤中,遗留创面是为了减张愈合。

第三节　基本操作

一、切口

切口的长短、走向、形态,直接关系到能否达到治疗效果。

1.切口走向应顺皮纹或皱纹　切口方向应与蓝格纹平行。此皮纹与弹性纤维的长轴一致。顺皮肤皱纹、皱褶和屈褶线走向,是切口走向选择的重要依据。按这两个原则选择切口,有利于创口愈合,减少术后切口瘢痕。

2.面部切口走向选择　除顺皮纹、皱褶等作切口外,沿发际、皮肤与粘膜交界处、眶缘、耳前轮廓线等隐蔽部位作切口,亦有利于创口愈合,减少术后瘢痕,且瘢痕隐蔽。

3.手部　为了保护手的特殊功能,除切口顺皮纹、横过皮纹时改成锯齿状外,需注意保护手部感觉神经。1~4指需手术时尽量避免在桡侧作切口,而小指则避免在尺侧作切口。拇指处于内收、外展、对掌3种位置时,虎口所出现的皱纹或皱褶方向不一样,只有做四瓣或五瓣Z成形术,才能满足不同方向皮纹的要求,避免切口挛缩。

4.切口设计线的定点　在面、颈或眼、鼻、唇、眉区的整形,要注意左右侧对称,可先画出前正中线,测量手术区与正中线的距离、大小、形状,或借纸、布模子,用亚甲蓝绘就切口设计线,麻醉后以4~5号针头刺出蓝点标志。

5.切开 取锋利的 15 号小圆刀或 11 号尖刀刺入真皮下或皮下脂肪浅层,然后刀柄与皮肤呈 45°～60°角运行,至末端时再竖起刀刃呈 90°角切入,使切口全长与深度一挥而就,创缘垂直,不做来回切割的拉锯动作。在毛发区内作切口时,沿毛发生长方向,切口略倾斜以减少毛囊损伤,要遵守逐层切开组织的操作规则。在刀刃运行过程中,常因体表弧度的转变而不易保持与切口创面垂直,故需经常注意保持刀刃与切口创面垂直;经过弧状和尖角转弯时,要切出深度一致的创面。

二、剥离

整形手术中进行组织解剖剥离的操作较多,常采用准确的锐性剥离与钝性剥离结合,以减少组织损伤。

剥离平面不同的整形手术,解剖剥离的平面也有区别。

三、止血

彻底止血是各种手术的基本要求。防止血肿是整形外科组织移植取得成功,达到一期愈合,获得较好手术效果的重要条件。

切除中用电凝止血或双极电凝止血,能做到精细止血,对组织损伤较小。局麻药液中加入 1：10 万或 1：20 万的肾上腺素,能达到减少创面出血及止血的目的。

四、清洗

整形外科手术往往创面大,时间长,术中及缝合前宜多次清洗,清除组织碎片,以预防感染,有利于组织修复。潜在感染的创面,术前用 1：2000 苯扎溴铵(新洁尔灭)液清洗创面及周围皮肤污垢 3 次,清创后,用 1.5％过氧化氢溶液、生理盐水清洗,再用苯扎溴铵液、生理盐水清洗,重复 1～2 次后以抗生素液冲洗、湿敷,以减少感染的可能。

五、引流

经过止血后,如创面大仍可能渗血,又不能单纯依靠压力包扎来防止渗血时,宜放引流。缝合后有无效腔存在者,感染或有潜在感染者,术毕也要放引流,不能疏忽。常用的方法有负压引流、橡皮条引流和皮片戳孔低位引流等。引流器械须放在低位并通连无效腔;引流口不能缝合过紧,可预留缝线供拔引流条后打结;负压引流管要求不漏气。

六、缝合

缝合是整形美容手术中一项重要而技巧性强的操作。一个良好的手术设计方案，经过切开、剥离等项操作后，最终要靠缝合去完成组织的准确对位、塑形与再造，同时应注意遵守适度张力缝合的原则。

1. 间断缝合法　先用 3-0 丝线，或 3-0、50 可吸收线缝合皮内，再以皮肤的间断缝合使组织减张对位。用细针细线(5-0 黑丝线或 6-0 合成线)，距创缘 3～5mm 处从皮面垂直进针达真皮下，在真皮下平面穿过切口，到另一侧相同的真皮下平面的相应距离，针尖上转 90°，于皮肤面垂直出针，切口两侧的缝合深度相同。丝线打 3 个结，合成线打 4～5 个结。创缘密切靠拢，张力适宜，每个线结相距 3～6mm。

2. 真皮层缝合法　使真皮密切对合，减少皮肤表面张力，以减少切口瘢痕。行真皮皮下间断缝合法，用 3-0 白丝线缝合，打结于深层。

3. 连续真皮层缝合法　多用于面部美容手术而创缘对合无张力者。先做皮下密切缝合，再缝合真皮。若切口过长，可每隔 4cm 从皮肤穿出一针以便于拆线，缝合完成后用通气胶纸减张。拆线时间可酌情延至 8～10 天。

4. 连续毯边缝合法　此种缝法尤其适用于解除挛缩、改善功能，在大面积瘢痕做部分切除植皮手术中，用以控制瘢痕切缘难以解决的渗血，因此又称为锁边缝合。该法还常用于无需打包加压的皮片移植时的缝合；或用于一般皮肤切口缝合，缝合皮肤前皮下宜作良好对合，在角状转弯处要打结，以免过松对合不佳。

5. 褥式缝合法　有横褥式和纵褥式缝合法两种。精密低张力的褥式缝合是整形、美容手术缝合的良好方法，缝合完成后，用通气胶纸减张。

6. 皮瓣三角尖端缝合法　有两种，一是按间断缝合法缝尖角皮肤，另一种是经皮肤—皮瓣尖角真皮下或皮下—穿出对侧创缘相应厚度皮肤，使尖角创缘平整对合，打结。

七、包扎与固定

整形手术结束后的敷料包扎与固定是手术的重要组成部分。包扎固定适当与否，可直接影响手术的成败。如皮片移植包扎固定欠妥，皮片就难以与创基建立血供。皮瓣术毕的包扎固定，应避免移植组织蒂部扭转、受压迫和存在张力，否则会导致皮瓣血供障碍。敷料包扎要达到 3.33～4.0kPa(25～30mmHg) 的压力，要有利于压迫止血、消灭无效腔、静脉回流、减轻组织肿胀及促进局部制动与引流，使创面愈合良好。良好的包扎应能保持 7～14 天，不致增加患者的痛苦或造成组织损伤。

　　常用的包扎材料有消毒纱布、纱布绷带、各种胶布通气胶纸、弹性绷带、弹性网套等；固定用材料有石膏夹板、热塑夹板、木夹板等，均可按需选用。

　　1.一般包扎　所有手术伤口，应先盖一层油纱布，再覆以平整纱布，以疏松纱布压紧或填平凹陷，具有适当的压力，续用多条通气胶带减张粘贴，使切口处皮肤松弛。必要时外加绷带包扎，以石膏固定。

　　2.颜面部包扎　上面部包扎包括单眼包扎、双眼包扎、单耳包扎、双耳包扎，还有半颜面、全颜面包扎，鼻部、上唇、颌部包扎等。若把耳包扎在内，则耳前后需用纱布垫平后包扎。若把眼包扎在内，则眼部需涂眼膏及盖油纱布、眼垫后包扎。只用纱布绷带包扎时，应在外露耳、外露眼的上方，各纵向放一条纱布条，再做包扎。包扎完毕后，纱布条打结，使敷料压紧，再加胶布固定。全颜面包扎时，纱布条放于额正中作结。

　　3.手部包扎　要求诸指分开，指尖外露，诸指关节微屈，拇指呈对掌位。手掌内垫纱布或绷带卷。包扎毕用石膏或夹板固定腕关节于功能位。小儿手部包扎与石膏固定，应至上臂，肘关节屈90°角。如仅包扎固定至肘关节以下，可能会因小儿摔打而致全部敷料呈脱手套状掉落。

　　4.远处皮瓣转移移植的包扎　如胸、腹部皮瓣转移至手部及下肢交腿皮瓣等，需将有关肢体及关节包扎固定，使皮瓣无张力及扭折。先用长胶布粘贴，继而垫以纱布，用绷带包扎，再以石膏固定。皮瓣远端留出观察孔以便随时检查血供情况。此类包扎固定良好十分重要。远处皮瓣移植的失败，有些是由于包扎固定不妥善所致。

第四节　皮肤局部整形的基本技术

　　整形、美容门诊手术常常是皮肤局部的整形，包括颜面、肢体各部位的瘢痕，小的皮肤肿瘤（如痣、血管瘤、囊肿、基底细胞癌、鳞癌等），以及皮肤缺损的修复。在许多情况下应把这类手术视为艺术创作。治疗时要针对每一个病变、畸形的特点，仔细分析，并结合患者的要求、性别、年龄、婚姻、职业和心理状态等，进行皮肤局部整形手术的设计，同时要把手术可能达到的效果与不足向患者解释，以取得其合作与信任。

一、单纯切除缝合法与分次切除缝合法

单纯切除缝合法与分次切除缝合法适用于面部宽 1.0cm 以下的皮肤良性肿瘤、顺皮纹的瘢痕及面部组织活检等。顺皮纹作病灶切除，直接缝合。肢体等能遮盖的、较松动的部位，切除宽度可酌情增加。对较大的痣、毛细血管瘤等，范围广泛的，还可作分次切除缝合，每次手术间隔 3～6 个月。

顺皮纹设计梭形、弧梭形、"S"形或"Y"形切口。切除痣等，切除范围的长宽比例达 2.5：1～3.0：1 时，缝合后平整效果佳；若只有 2：1，则易引起两端组织隆起，日后切口瘢痕往往变宽。较大的痣，若宽度超过 1.5cm 以上，常需分次切除；宽度在 2.5cm 以上者，常常要经 3 次手术切除。分次切除缝合的最后一次手术，往往是决定美容效果的关键。采用分层间断缝合法，用 5-0 丝线或尼龙线缝合皮肤，术后作加压、减张粘贴至术后 2～3 周。

二、对偶三角皮瓣成形

对偶三角皮瓣成形又称 Z 成形术（Z-plasty）、Z 形皮瓣或交错皮瓣成形，是实用、有效，且应用广泛的一种基本修复方法。该法能松解瘢痕挛缩或改变张力线的方向与位置，改善功能与外形。

手术设计：以瘢痕挛缩线或张力线为轴，在两侧各作一切口，称为臂，轴与双臂形成方向相反的两个三角形皮瓣，互相交换位置缝合后延长了轴线距离，即松解了挛缩或张力。两个皮瓣的角度以 60° 为最佳，易位后延长的距离最多，可达 75%，45°角者增长 50%，30°角者增长 25%，超过 90° 的对偶皮瓣互相转位较困难。Z 形皮瓣的两三角皮瓣，可以角度相等，也可制成一个角度大，另一个小些，称为不对称的 Z 成形术。以此为基础另有许多演变，包括双 Z 成形、连续 Z 成形，及四瓣、五瓣、六瓣、七瓣 Z 成形和连续五瓣 Z 成形术等。颜面部作美容手术时，Z 形皮瓣的两臂长度通常可为 1.0～2.0cm。注意 Z 成形术的两臂切口，不一定要制成直线，而可依据皮纹的变化，制成弧形或流线形。

Z 形皮瓣及其演变的灵活应用，对治疗腋部蹼状瘢痕挛缩、开大的环状挛缩、半环状的瘢痕挛缩，以及虎口开大等，均能获得良好效果。如用于治疗关节屈侧的蹼状瘢痕、鼻孔狭窄、先天性肛门闭锁、先天性内眦赘皮及指蹼轻度挛缩等。为了预防瘢痕挛缩，整形手术中经常特意把皮肤组织或其他组织缝接成 Z 形或作 Z 成形术。另外，依靠作 Z 成形术来克服皮肤缺损是有限的，其周围需行广泛皮下的分离及减张剥离，可在中段作 Z 成形术以改变瘢痕方向。

三、W 成形术

W 成形术是指应用锯齿形切口,进行瘢痕或皮肤痣、瘤切除后的整形方法,由于形态似多个 W,故称为 W 成形术。其优点是减少了缝合口张力,减少了术后瘢痕,多半用于面部整形。该法适用于:①挛缩性瘢痕切除;②面部较大的痣,及小的皮肤肿瘤切除的整形。如果陈旧性缝合瘢痕较宽,两旁针孔瘢痕又明显,也适于用连续 W 术修复。

手术方法:在瘢痕或色素性病变两侧,绘出连续"W"形的切口设计线,这实际上是连续的三角皮瓣整形。三角皮瓣的两臂一般长 0.5～0.8cm,可根据具体情况而变化;三角皮瓣的夹角为 60°～90°,呈等腰三角形时,手术操作较容易,呈不等腰三角形时,要求与之对合的另一侧皮瓣也应相似。将两侧"W"形切口范围内的病变、瘢痕一起切除,并包括此范围内的正常皮肤。

W 成形术的倡导者 Borges 于 1959、1969、1970、1979 年先后报道临床应用病例,解释了其优点及选择此术式的理由。但在 1979 年发表的论文中,他写道:"经过二十多年实践,作者的唯一遗憾是不再常用了。"因此我们对 W 术也应有清楚的认识,其缺点为:①锯齿切口间必然会切除一些正常皮肤,锯齿越大越多,被切除者小越多;②短锯齿切口瘢痕多,其中与皮肤皱褶相交的角度较大者约占一半;③3～6 个月后的瘢痕挛缩,使连续 W 缝合的切口线又似直线状了。

四、V-Y 成形术与 Y-V 成形术

V-Y 成形术(V-Yplasty)即行 V 形切开,使三角形组织松解,退回到需要的位置,Y 形缝合即达到组织复位。该术适用于轻度的局限性下睑外翻、下唇唇缘外翻、鼻小柱延长术及颈部某些瘢痕等,也可结合到其他局部皮肤整形术中应用。五瓣 Z 成形术中间一个三角皮瓣,实际上是 Y-V 术的应用,即行 Y 形切开,依靠组织的松动性向前推进,缝成 V 形。

五、猫耳畸形的修整

在局部皮瓣旋转后或于椭圆形、梭形创面缝合的末端,因两侧创缘长短不一地缝合至末端,皮肤常常突起成角状皱褶,称为猫耳畸形(英语称狗耳畸形)。这种突起不经修整不能自行舒平。面部手术后即使留下 1mm 的猫耳畸形,也会令患者和医师们遗憾,如内眦上方的重睑纹、睑袋整形术的鱼尾纹末端等。修复猫耳畸形时,要注意保护皮瓣蒂部的血供不受损害。

修复方法:用皮钩提起突出的皮肤皱褶顶端,倒向顺皮纹的一侧,绘出切口线,确认合适后作切口,舒平皱褶,依切口形状切除多余皮肤,还应尽可能修剪附近的皮下脂肪,使缝合后平整(若是在非外露部位的瘢痕区则不必切除上述多余皮肤),再在附近加辅助切口,把多余皮瓣插进去缝合。有时,大猫耳畸形修整缝合后仍出现小猫耳畸形,则只需修平突起处的表皮真皮即可。

六、旋转推进皮瓣法局部整形术

面颊部、下睑、眉间、鼻根部的小肿瘤或瘢痕切除后的创面,常可用旋转推进皮瓣法进行修复。其特点是:在旋转皮瓣蒂部基底、长弧形切口的末端作一个逆切口,其周围行皮下剥离,这样皮瓣既旋转又向前推进,从而把缺损创面闭合。

七、圆形、菱形、矩形皮肤缺损的修复

圆形、菱形、矩形皮肤缺损的修复有两种方法:①从缺损的一侧创缘作 1 个菱形的邻位皮瓣,或连续作 2~3 个菱形的邻位皮瓣转移修复。紧靠缺损处的菱形呈120°钝角,而邻位皮瓣尖为 60°角,连续邻位菱形皮瓣者类似。亦可用皮下组织蒂皮瓣修复。②在缺损创面画一条对角线,分成两个三角形创面,再按三角形创面修复的方法设计旋转皮瓣、旋转推进皮瓣、扇形皮瓣或邻位皮瓣等。

第二章　自体组织移植

第一节　皮肤组织移植

一、皮肤组织切取

1.供皮区的选择

(1)尽量选择与植皮区色泽、质地相似,操作方便且隐蔽的部位。

(2)肉芽或污染创面植皮时供皮区一般应远离植皮区,避免交叉感染。

(3)刃厚皮片的供皮区广泛,常取自大腿、头皮、胸部和背部等部位。

(4)中厚皮片常取自大腿,以及侧胸部、腹部和腰背部等部位。

(5)全厚部位常取自锁骨上下、耳后、上臂内侧、腰腹部、侧胸部等部位。

2.皮片的种类

(1)按移植皮肤的形状分类:点状植皮、邮票状植皮、筛状植皮、网状植皮、微粒皮移植和大张植皮。

(2)按移植皮片的厚度分类:刃厚皮片、中厚皮片(薄中厚皮片和厚中厚皮片)、全厚皮片和带真皮下血管网皮片。

3.术前准备

(1)手术前一日按要求准备皮肤,供皮区必须无感染或皮疹。

(2)检查与熟悉滚轴式取皮刀和鼓式取皮刀的性能和特点。

4.注意事项

(1)供皮区手术野应较宽,以便切取足够的皮片。利多卡因、肾上腺素、生理盐水麻醉液局部浸润麻醉,若在髋部、季肋区凹凸不平的区域切取时可先于皮下注射生理盐水或 0.1%～0.05%利多卡因溶液,使局部变平后切取皮片。

(2)用滚轴式取皮刀时将厚度调节旋钮调至相应刻度,供皮区涂抹少量凡士林或液体石蜡,助手用两块木板在取皮处两侧反向牵拉压住供皮区,使其尽量保持平整。切取时刀片与皮面呈 15°～30°,来回移动并缓慢前移将皮片切下。

（3）用鼓式取皮刀时，如局部麻醉，进针点应位于切皮范围之外，以免渗液影响切皮。供皮区应事先用酒精或松节油反复擦拭以祛除皮肤油脂。鼓面贴敷双面胶或胶水。调整刻度后，将鼓面紧贴皮肤，缓慢拉动刀片逐步向前切下皮片。

（4）切下的皮片应妥善保管，可用冷生理盐水纱布包裹，置于干纱垫上，并以组织钳固定，或放入专用容器内，严防丢失、落地或损伤。

（5）供皮区用含有肾上腺素的生理盐水湿敷后，依次覆盖凡士林油纱、纱布和棉垫，加压包扎。若切取时过深至皮下脂肪时，应将遗留的皮下脂肪创面予以缝合或另取刃厚皮片覆盖。

5.术后处理

（1）禁止对供皮区创面做不必要的擦拭、止血或其他接触。

（2）供皮区在大腿或下腹部者，卧床休息10～14天，将膝关节垫高，使略呈屈曲位。随时检查敷料有无松脱或移位，有无渗液或感染。

（3）术后供皮区首次更换敷料时间一般在6～8天，切取较厚的供皮区可延长至12天，敷料湿透可提前更换。亦可在早期施行半暴露治疗。有感染症状者应及早检查和处理。

（4）供皮区更换敷料时要小心，避免将新生上皮撕脱。若内层油纱与创面粘连紧密，不可强行揭除，可先湿敷或剪除翘起的敷料，或仅更换外层敷料即可；创面有部分潮湿或轻度感染时，应剪除潮湿部分的敷料予以更换，予以半暴露灯烤；若明显感染时，应及时湿敷引流，按感染创面处理。

（5）创面愈合后，继续敷料包扎固定1～2周，防止擦伤。

（6）移植后剩余的皮片及准备冷藏移植的皮片可将其肉面相对折叠（切忌将皮片卷成多层条状），用生理盐水纱布包裹放入无菌容器密封。容器外标明患者姓名、住院号、日期及皮肤大小、厚度，然后置于0℃～4℃冰箱中冷藏。冷藏期限一般为2周（最好在1周内应用）。

二、皮肤组织移植

（一）刃厚皮片移植术

1.适应证

（1）修复特大面积皮肤缺损。

（2）肉芽创面或创面有感染时，在不影响功能与外观的部位进行采集。

（3）暂时修复创面，预防感染，为进一步做较厚皮片或皮瓣移植创造条件。

（4）修复黏膜缺损创面。

2.术前准备

(1)全身准备:要求健康良好,一般血红蛋白不低于 90g/L,血浆蛋白不低于 64g/L(最好在 70g/L 以上),必要时准备术中输血。

(2)新鲜创面的准备

①创伤后争取在 6～8 小时内(头面部可在 12 小时内)经彻底清创后植皮,但时间因素并不能作为绝对的依据,需考虑季节、受伤原因、受伤部位及污染情况等因素,个别情况可延至 24 小时。

②Ⅲ度烧伤创面,决定于焦痂切除范围和方法。

(3)肉芽创面的准备

①彻底清除创面不健康组织,根据创面情况积极换药,进行创面准备。理想的肉芽创面是:颜色红润、无水肿,无过度增生,分泌物少。

②创面分泌物应做细菌培养,如有细菌生长需先用有效的抗生素溶液湿敷。

③一般肉芽创面可用含有庆大霉素生理盐水湿敷,换药 2～3 次/日,加压包扎,直至肉芽红润、平坦、无明显水肿时,方可植皮。肉芽有水肿时可用 2% 高渗盐水湿敷,并加压包扎,抬高患肢,促使肉芽转为平坦结实。每次换药时消毒周围皮肤。

④手术前日必须检查肉芽创面是否适于植皮,手术日晨进手术室前应再换药1次。

3.注意事项

(1)新鲜创伤及无菌创面

①瘢痕切除及止血力求彻底,但避免裸露肌腱等。

②用湿盐水纱布覆盖创面,勿使干燥。

③注意皮片,要确保表皮面朝上,缝合皮片使与创缘密切吻合。小面积刃厚皮片移植(如点状或邮票植皮),可以不用缝合固定。

④适当加压包扎术区。

⑤四肢关节部位,再用夹板或石膏托制动。

(2)肉芽创面

①根据创面大小,先切取皮片,切皮的器械应放在另一器械台上,与植皮区分开,防止污染供皮区。

②需待供皮区包扎后,再准备肉芽创面。肉芽创面及四周皮肤可用碘伏消毒。

③切除或刮除创面上的肉芽组织至其基底部的纤维板组织,可用锐刀或用刀柄刮除。肢体创面准备可在止血带下进行以减少出血。创面过大时如出血较多,应适量输血。

④大皮片边缘与创缘应缝合,小皮片边缘与创缘则不缝合。创面用大网眼纱布覆盖,固定后,再用盐水纱布、棉垫等加压包扎。尽可能避免或减少植皮区活动,肢体予以制动。

4.术后处理

(1)一般制动休息7～10天,避免植皮区过早活动。

(2)污染创面与肉芽创面通常在术后3～5天首次检查并更换敷料,无菌创面可于术后7～10天检查。

(3)如有明显感染症状,应提前检查。

(4)在首次检查创面时,应逐层揭开敷料,特别注意在揭开最内层时不可移动或撕脱皮片。

(5)供皮区与植皮区痊愈后,弹性绷带包扎3～6个月。

(二)中厚皮片移植

1.适应证

(1)新鲜创伤的皮肤缺损,Ⅲ度烧伤焦痂切除后的创面等。

(2)各种无菌手术创面,如瘢痕切除、肿瘤切除或整形手术所遗留的创面。

(3)健康的肉芽创面。

2.术前准备

(1)全身准备:要求健康良好,一般血红蛋白不低于90g/L,血浆蛋白不低于64g/L(最好在70g/L以上),必要时准备术中输血。

(2)新鲜创面的准备

①创伤后争取在6～8小时内(头面部可在12小时内)经彻底清创后植皮,但时间因素并不能作为绝对的依据,需考虑季节、受伤原因、受伤部位及污染情况等因素,个别情况可延至24小时。

②Ⅲ度烧伤创面,决定于焦痂切除范围和方法。

(3)肉芽创面的准备

①彻底清除创面不健康组织,根据创面情况积极换药,进行创面准备。理想的肉芽创面是:颜色红润、无水肿,无过度增生,分泌物少。

②创面分泌物应做细菌培养,如有细菌生长需先用有效的抗生素溶液湿敷。

③一般肉芽创面可用含有庆大霉素生理盐水湿敷,换药2～3次/日,加压包扎,直至肉芽红润、平坦、无明显水肿时,方可植皮。肉芽有水肿时可用2%高渗盐水湿敷,并加压包扎,抬高患肢,促使肉芽转为平坦结实。每次换药时消毒周围皮肤。

④手术前日必须检查肉芽创面是否适于植皮,手术日晨进手术室前应再换药1次。

3.注意事项

(1)新鲜创伤及无菌创面

①瘢痕切除及止血力求彻底,但避免裸露肌腱等。

②用湿盐水纱布覆盖创面,勿使干燥。

③注意皮片,要确保表皮面朝上,缝合皮片使与创缘密切吻合。小面积刃厚皮片移植(如点状或邮票植皮),可以不用缝合固定。

④适当加压包扎术区。

⑤四肢关节部位,再用夹板或石膏托制动。

(2)肉芽创面

①根据创面大小,先切取皮片,切皮的器械应放在另一器械台上,与植皮区分开,防止污染供皮区。

②需待供皮区包扎后,再准备肉芽创面。肉芽创面及四周皮肤可用碘伏消毒。

③切除或刮除创面上的肉芽组织至其基底部的纤维板组织,可用锐刀或用刀柄刮除。肢体创面准备可在止血带下进行以减少出血。创面过大时如出血较多,应适量输血。

④大皮片边缘与创缘应缝合,小皮片边缘与创缘则不缝合。创面用大网眼纱布覆盖,固定后,再用盐水纱布、棉垫等加压包扎。尽可能避免或减少植皮区活动,肢体予以制动。

4.术后处理

(1)一般制动休息7~10天,避免植皮区过早活动。

(2)污染创面与肉芽创面通常在术后3~5天首次检查并更换敷料,无菌创面可于术后7~10天检查。

(3)如有明显感染症状,应提前检查。

(4)在首次检查创面时,应逐层揭开敷料,特别注意在揭开最内层时不可移动或撕脱皮片。

(5)供皮区与植皮区痊愈后,弹性绷带包扎3~6个月。

(三)全厚皮片移植

1.适应证　颜面、颈、手、足等部位的无菌创面修复及眉再造等。

2.术前准备

(1)供皮区的选择应遵照与植皮区距离接近、颜色及质地相似和不影响外观的原则,常用的供皮部位为锁骨上下、耳后、腰、腹及上臂内侧等。

(2)供皮区与植皮区痊愈后,弹性绷带包扎 3～6 个月。

3.术中注意事项

(1)供皮区应争取直接缝合,如范围大不能直接缝合,应另取刃厚或中厚皮片移植覆盖创面。

(2)眉再造时用全厚头皮必须包括毛囊根部,防止损伤。

4.术后处理

(1)一般制动休息 7～10 天,避免植皮区过早活动。

(2)污染创面与肉芽创面通常在术后 3～5 天首次检查并更换敷料,无菌创面可于术后 7～10 天检查。

(3)如有明显感染症状,应提前检查。

(4)在首次检查创面时,应逐层揭开敷料,特别注意在揭开最内层时不可移动或撕脱皮片。

(5)供皮区直接缝合者,术后 10～14 天拆线。

(6)植皮区于术后 8～10 天检查。

(7)供皮区与植皮区痊愈后,弹性绷带包扎 3～6 个月。

第二节　皮瓣移植术

1.皮瓣的分类

(1)按形态分类:皮瓣和皮管。

(2)按结构层次分类:真皮下血管网皮瓣、传统皮瓣、肌皮瓣和复合组织瓣。

(3)按移植方式分类:带蒂皮瓣和吻合血管的游离皮瓣。带蒂皮瓣还可以分为传统带蒂皮瓣、皮下组织蒂皮瓣、岛状皮瓣和肌皮瓣。

(4)按血供分类:随意型皮瓣和轴型皮瓣。

2.适应证

(1)皮肤及皮下软组织缺损,伴有深部组织损伤及暴露(如骨、关节、肌腱、大的神经和血管等)不能直接游离植皮的新鲜创面。

(2)皮肤及皮下软组织缺损,采用皮瓣修复可以获得良好外形与功能。

(3)组织器官缺损,采用皮瓣移植再造。

(4)洞穿性缺损的修复。

（5）慢性溃疡、褥疮等营养不良创面的修复。

3.术前准备

（1）受区准备

①正确处理炎症创面，对于急性炎症创面要切开引流，对于慢性创面要彻底清创，反复消毒。

②对于挛缩性瘢痕所造成的功能异常和畸形者，应彻底松解挛缩瘢痕，矫正畸形后，再根据缺损情况设计皮瓣。

③恶性肿瘤切除后创面的修复，要在术中冰冻结果提示切缘及基底阴性后再行皮瓣移植。

④应用游离皮瓣进行修复和再造时，应在术前对供区和受区血管进行血管多普勒探查并标记血管走行。

（2）皮瓣设计

①根据受区情况，选择皮肤质地、颜色和厚度相近的皮瓣，首选，尽量避免不必要的延迟和间接转移。

②任意皮瓣的长宽比一般为（1～1.5）：1，头面部可以 3：1，肢小于 1.5：1，轴型皮瓣面积不要超过轴型血管的供血范围。以局部、邻近皮瓣为躯干不超过 2：1。

③皮瓣应根据其血液供应合理设计，随意皮瓣设计最好顺血管走行方向，蒂部在向心端，设计时应考虑到转移过程中避免蒂部过度扭转。

④术前应做逆行设计和剪裁试样，在供瓣区绘制拟做的皮瓣，皮瓣应较缺损面积大 20%。

4.注意事项

（1）大型皮瓣移植时，术中应逆行设计及剪裁试样，然后确定皮瓣的位置和大小并绘出皮肤的切口设计线。

（2）保护皮瓣组织，术中用爪钩或缝线牵引，避免暴力手捏、挤压等，并防止蒂部折叠和过度扭转，皮瓣缝合张力切忌过大。

（3）术中随时注意皮瓣颜色的改变，如对皮瓣的血运有怀疑，应找出原因，予以相应处理，如解除扭转，拆除缝线，抬高皮瓣等。如仍无法恢复皮瓣血运，应停止手术，将皮瓣原位缝合，如缝回后仍有血运障碍，可将皮瓣修剪成全厚皮片，原位移植。

（4）彻底止血，创口内放置引流片或引流管。

（5）供瓣区缺损在 6～8cm 时能直接拉拢缝合，如不能缝合，可游离植皮修复。

（6）术后术区应逐层覆盖油纱、纱布、棉垫，压力适当，蒂部避免受压，保持确实制动，防止撕脱及其他外伤。如要观察皮瓣血运可在敷料上开窗。

5.术后处理

（1）术中和术后常规应用抗生素预防感染，尤其是较大面积皮瓣的移植、手术时间长、术中出血多者，更应重视预防感染。

（2）注意患者的休息、镇痛和营养等。如系双腿或双臂交叉皮瓣或其他强迫体位固定，尤应加强生活护理，劝说患者积极配合治疗。

（3）除观察全身病情变化外，要经常观察皮瓣蒂部有无受压或过度扭转，皮瓣的颜色有无异常，其深面有无积血。吻合血管的游离皮瓣移植在术后常规给予扩容、抗凝和扩血管药物治疗，预防血管危象的发生。

（4）术区引流根据具体情况于术后 24～72 小时拔除。

（5）一般术后 7～10 天拆线，特殊部位可以提早或推迟。

（6）皮瓣转移后如需断蒂，一般于术后 3 周进行，具体应根据皮瓣部位、大小、受区愈合情况而定，条件许可时可先行皮瓣蒂部血运阻断的训练。

6.常见并发症及处理

（1）皮瓣血运循环障碍：对于皮瓣血运障碍要充分分析其发生原因，动脉痉挛可以通过镇静止痛、保温、补充血容量、扩容、抗凝等措施来疏通微循环；对于静脉回流障碍、血液瘀滞造成的皮瓣发绀，可采用适当加压包扎，抬高患肢促进静脉回流，必要时可以拆除部分缝线或剪开已结扎的创缘小静脉，用肝素盐水纱布反复擦拭，使皮瓣内瘀积的血液流出，或者用手法按摩皮瓣促进回流。若经非手术处理仍无改善者，应及时行血管探查。

（2）皮瓣下血肿：皮瓣下血肿可以造成皮瓣张力增加，影响静脉回流，另外其释放的毒素可以造成血管痉挛。发现皮瓣血运障碍后，要考虑是否存在血肿，可以剪除部分缝线，探查皮瓣下方情况，发现有活动性出血应予以结扎，同时皮瓣下应放置引流管，充分引流。

（3）皮瓣撕脱：在术后应给予术区妥善包扎制动，一旦出现皮瓣撕脱需要重新缝合固定。

（4）皮瓣感染：除全身合理应用抗生素外，局部处理更加重要，清除坏死组织，大量盐水、稀释过氧化氢及 1∶1000 苯扎氯铵清洗，必要时可拆除缝线，敞开伤口，充分引流，避免感染扩大。

第三节　软骨移植

1.适应证

(1)组织缺损后畸形的填充:如颅骨、额骨、上颌骨等皮下硬组织凹陷畸形,眼球摘除后眼眶凹陷等。

(2)作为支架材料进行器官再造:如耳廓再造、阴茎再造、鼻再造等。

(3)美容手术植入材料:如隆鼻、鼻尖延长等。

2.注意事项

(1)软骨的常用供区为耳廓、鼻中隔和肋软骨,术前应根据受区情况,设计切取范围,避免不必要的组织浪费。

(2)耳软骨的切取可在耳廓后方做纵行切口,分开皮肤显露软骨,按需要分离软骨周围组织,仔细与软骨前方皮肤剥离后,切取软骨。耳后切口直接缝合。

(3)切取鼻中隔软骨时在鼻小柱和鼻中隔顶端各 0.6cm 处,做经一侧黏膜和软骨的纵行切口,用剥离子在两侧黏膜与软骨间剥离、切取软骨。避免造成鼻中隔黏膜穿孔。

(4)肋软骨切取常选择第 6~0 肋软骨,逐层切开皮肤、肌肉和软骨膜,用骨膜剥离子分离软骨膜,充分显露拟切取软骨后,在拟切断点软骨下方垫一刀柄或弯曲剥离器,将软骨切下。术中要仔细,不要动作粗暴,以免损伤胸膜,造成气胸。如发生气胸,应立即缝合,必要时做闭式引流术。

3.术后处理

(1)抗生素使用应该按照现行卫生部标准执行。

(2)供区要予以包扎,定期换药,视局部情况按时拆线。

(3)切取肋软骨后要观察患者有无胸闷、气短等情况,如发现异常应及时床旁胸片检查,排除是否存在气胸。

第四节　脂肪组织移植

1.适应证

(1)面部软组织凹陷畸形或眼周术后凹陷。

(2)小乳症或乳房再造术后局部凹陷畸形。

(3)四肢或躯干等处的小范围凹陷畸形。

2.脂肪组织的获取及处理方法　根据获取的脂肪组织大小可以分为脂肪颗粒和脂肪组织块。

(1)脂肪颗粒的获取：可选择腹部、大腿或臀部等脂肪丰富的部位，注射0.4%～0.6%的含有肾上腺素的利多卡因脂肪稀释肿胀液，然后用1.5号～3号粗细不等的吸脂针接于20ml注射器上，注射器抽至真空，于吸脂部位反复抽吸，将多管抽吸液收集，经沉降或离心等方法去除液体部分，获得较纯的脂肪颗粒。

(2)脂肪组织块的切取：在上述脂肪组织供区切取皮下脂肪组织，用刀片或剪刀修剪成直径为4～6mm大小的脂肪组织块，用生理盐水冲洗，尽量减少对脂肪细胞的破坏。

3.脂肪注射操作　脂肪颗粒可用细针头注射器将其注射到术区皮下脂肪层内，一般要过度矫正30%～40%，注射后塑形加压包扎。每次注射量不可过多，一般部位不宜超过50ml，隆胸时每侧每次在100ml左右。注射时应多点、多隧道、多层次，使脂肪组织均匀地分布到移植部位。

4.术后处理

(1)脂肪供区要加压包扎，根据切口情况按时拆线。

(2)移植受区术后要塑形，加压包扎。术后半年视术区情况决定是否补充移植。

第五节　真皮组织移植

1.适应证

(1)颜面部凹陷畸形的矫正，以恢复丰满外形。

(2)修复腹壁缺损或复发性疝，以增加局部张力。

(3)硬脑脊膜瘘的修复。

2.注意事项

(1)真皮组织的获取部位常为毛发稀少和皮肤较厚的部位，如臀、肩、背和腹部等。

(2)切除时可用鼓式取皮机先将表皮切除，然后按取全厚皮的技术将真皮取下，再将表皮缝回原位覆盖创面；也可做梭形皮肤全层切取，然后做反鼓去除表皮或将表皮和脂肪层剪除，创面直接拉拢缝合。

(3)真皮组织移植时，可以单层移植，但往往厚度不够，需要将其折叠后移植，一般最多以4层为限，且各层面积依次缩小形成塔形，四周予以一定张力缝合固定。

3.术后处理

(1)供区要加压包扎固定或绷带固定及制动,避免因活动而造成皮片坏死或切口裂开。

(2)受区同样要适度包扎和避免过度活动,面部受区时术后早期尽可能进流食,减少咀嚼。

(3)因真皮移植后一般有 15%～20% 的后期吸收,因此在术中常需适当过度矫正,一般在术后半年视局部形态决定是否需要进一步填充修复。

第三章　整形外科技术

第一节　皮肤软组织扩张术

皮肤软组织扩张术是在皮肤软组织深面埋置扩张器并使之扩张，以扩大其被覆皮肤软组织面积的一种技术。其原理是通过向扩张囊内注射液体，增加扩张囊的体积，从而增加皮肤面积，获得额外的皮肤组织，用以进行皮肤软组织修复和器官再造。

1.适应证

（1）秃发：烧伤、创伤、感染、肿瘤切除后及原发性部分秃发（面积不超过一半）。

（2）瘢痕：切除后的创面覆盖各种原因造成的一定范围内的瘢痕，瘢痕引起的挛缩畸形及功能障碍。

（3）其他创面覆盖：体表良性肿瘤及斑痣切除后的创面覆盖。

（4）组织缺损：如褥疮、腹壁皮肤缺损、放射性溃疡等创面的修复。

（5）器官再造：如耳再造、鼻再造、乳房再造等。

（6）供区组织的预扩张：如皮片移植的供皮区、轴型皮瓣以及游离皮瓣供瓣区。

2.禁忌证　虽然组织扩张术无绝对禁忌证，但以下情况应慎重：

（1）婴幼儿及不合作患者。

（2）已确诊为皮肤癌症，不能因等待扩张术而延误治疗者。

（3）易导致感染发生的部位。

（4）眼睑周围受扩张牵拉后，睑板可能发生不可逆的变形，即使扩张皮瓣能暂时覆盖创面，远期仍可能因回缩导致矫正不足或眼睑外翻，故不宜在眼睑附近尤其是下睑下方埋置扩张器。

一、扩张器的使用方法

1.扩张器的选择与准备

（1）扩张器的选择：根据修复区域和供区的大小形状选择适当规格和形状的扩

张器。

（2）扩张器的检查：扩张器在使用前需严格检查，了解扩张器有无渗漏。仔细观察扩张器外观有无划痕或孔眼，有无开胶或缝隙。根据扩张器大小用 4 1/2 号针头向注射壶内注射空气，拔出针头后将扩张器浸入水中，反复挤压，观察有无气泡出现。

2.扩张器置入术的一般步骤

（1）先将扩张器置于预埋置部位表面，循扩张器边缘画出扩张器埋置的范围和注射壶的位置。

（2）在距离扩张器埋置区域与待修复区域交界处的位置，用亚甲蓝标出切口线。

（3）垂直切开皮肤至需要剥离的平面，用组织剪沿剥离层次逐渐向外周分离，一般剥离腔隙的范围应比扩张囊周边大 2～3era。

（4）用组织剪通过已剥离的腔隙向注射壶放置位置的皮下做适当剥离，范围以注射壶置入后不易移位为度。

（5）仔细止血。

（6）扩张器置入前应再次检查扩张器有无破损，用生理盐水冲洗。取 4 号半注射针头向扩张器内注入适量生理盐水，以利于扩张器展平。从手术台上移去所有锐性器械，用干净生理盐水纱布保护切口。先将注射壶的注射面向上塞进注射壶埋置腔隙，助手从皮肤表面按压固定，以防止随后置入扩张囊时注射壶翻转。然后将扩张器展平，将边缘部分向下方做适当的折叠，扩张囊的底面（有封口圈的一面）向下，用手指或钝性剥离器送入埋置腔隙，并在腔隙内展开，直至充满腔隙边缘，切勿使扩张囊发生扭转，也可将导管和注射壶留置体外，只将扩张囊埋入腔隙内。

（7）在剥离腔隙内放置剪有数个侧孔的负压引流管，引流管应置于扩张器深面，在导管和注射壶外置时本身有引流作用，可不另置引流。

（8）直视下分层缝合切口，固定引流管。切口关闭后，向注射壶内注入适量生理盐水（扩张器容量的 10%～20%）。确认注射壶没有翻转，注水通畅后，用松软的棉垫覆盖术区，适当加压包扎。

（9）术后酌情使用抗生素。负压引流管应保持持续负压和通畅，术后 2～3 天拔除。皮肤切口无张力、愈合良好时可在术后 7～14 天拆线，切口位于瘢痕区者应推迟 3～5 天拆线。

3.注意事项

（1）使用过的扩张器在力学性能和抗渗漏能力等方面均大大下降，应禁止扩张器的重复使用。

（2）扩张器一般埋在皮下组织深面、深筋膜的浅面，头部需埋置于帽状腱膜深面，面颊部宜在皮下组织深面，皮下肌筋膜系统（SMAS）的浅面，耳后应置于耳后筋膜浅面，颈部既可置于皮下，亦可置于颈阔肌的深面。皮下脂肪较厚时，可将扩张器埋置于距皮肤表面1cm深处的脂肪层内。

（3）切口方向可与扩张器埋置区域的边界垂直或平行，切口的长度在能够充分暴露置于腔隙的前提下尽可能缩小，切口两侧不宜超过待修复区域的范围。

（4）注射壶应放置在易于注水操作、易于取出的皮下浅表部位，放置位置应与扩张器保持一定距离，并应避免位于扩张囊的下方及较厚的增生性瘢痕区域。

（5）剥离腔隙时尽可能在直视下进行剥离，有条件可用冷光源拉钩，应保持剥离层次一致，厚度均匀。

（6）头皮、额部在帽状腱膜下可以采用剥离子进行钝性分离。面部皮下组织层次不甚清楚，应注意避免损伤面神经、腮腺及其导管等重要的组织器官。

（7）应注意，用电凝器对浅层组织止血时不宜过深或过久，以免造成表面皮肤坏死。如麻醉液中加入肾上腺素，应在剥离完毕后用生理盐水纱布填塞压迫，观察10分钟，以防术后反弹出血。

（8）关闭切口应在直视下进行，并注意用刀柄等钝性器械保护扩张器，避免缝针刺破扩张囊壁。

（9）包扎时应注意注射壶部位要垫一定厚度的棉垫，以防压迫表面皮肤。

二、扩张器的注水扩张

1.操作步骤

（1）整个注水过程必须严格遵守无菌操作规程。用注射器抽取适量生理盐水，选用新的4号半注射针头，常规消毒注射壶表面皮肤及操作者左手示指和拇指，并固定注射壶边缘。右手持注射针，对准注射壶中央部位垂直刺入皮肤，当感到有针头穿过注射壶前壁、进入注射壶腔的突破感时停止进针，切勿用力过猛，避免针头触及注射壶的金属底片。

（2）每次注水量以扩张压力不阻断表面皮肤的血流为度。注水量适当的标志为：患者有胀痛感但尚能忍受，扩张皮肤的硬度触之类似鼻尖，扩张皮肤中心部位指压充血反应减弱但未消失，或囊内压力不高于5.3kPa（40mmHg）。如果注射后表面皮肤苍白，指压充血反应消失，或用激光多普勒血流仪、经皮氧分压等仪器测定发现血流被阻断，等待5～10分钟仍不能恢复，则要回抽部分液体，直到皮肤表面血流恢复。

（3）注射完毕后拔出注射针头，再次消毒并用棉签按压注射针眼片刻。

（4）注水后记录每个扩张器的注水量。

2.注意事项

（1）在不影响切口愈合的前提下，一般于术后 7～10 天伤口愈合良好后即可开始注水。第一次注水量不宜过大，以对切口张力影响不大为度。但如果注水对切口张力影响较大，则应延缓注水开始时间或延期拆线。

（2）最好使用安瓿装生理盐水，以避免交叉感染和减少浪费。如多人次共用瓶装生理盐水，应在首次使用时标明使用时间，穿刺抽取生理盐水前后严格消毒，超过 12 小时后禁止使用。

（3）四肢扩张器注水时还应注意观察肢端血运和肿胀情况，避免引起止血带效应；颈部扩张器注水时需缓慢进行，切勿注水过急、过量，以防压迫气管或颈动脉窦。

（4）常规扩张方法一般间隔 3～5 天注水一次。具体间隔时间依患者年龄、扩张的部位、扩张器的大小、扩张皮肤松弛程度而定。

（5）注射针头不得重复使用，以防针头产生倒刺损伤注射壶。

三、扩张皮瓣的转移

1.操作步骤

（1）沿埋置切口或沿扩张皮瓣的设计线一侧切开皮肤、皮下组织至纤维包膜层表面，用血管钳提起包膜后切开，用组织剪刀向两侧剪开，将扩张囊取出，然后分离包绕于导管周围的纤维组织，沿导管剥离取出注射壶。扩张器取出后应检查其完整性，以免遗存残留物。

（2）在不影响皮瓣血运，可将扩张包膜部分去除或剖开，但应注意不要损伤皮瓣的血管。当皮瓣长宽比例较大、皮瓣厚度较薄或可能发生血运障碍时，应保留包膜附着于扩张皮瓣上。亦可仅将蒂部下方的包膜环切开，以利于皮瓣的旋转或推移。

（3）遵循先形成皮瓣，后处理缺损区的原则，根据扩张皮肤的覆盖面积和在不同方向上转移的松紧度对术前设计进一步进行修改。皮瓣切取时应边转边切，以避免皮瓣面积不足或血运不良造成无法补救的被动局面。

（4）皮瓣形成后，切除待修复区域的组织，彻底止血后，将皮瓣与创缘缝合。于皮瓣深面放置负压引流管，术区适当加压包扎。

（5）术后常规应用抗生素，保持引流通畅，定时观察皮瓣血运，如为活动部位，应予适当制动。如无特殊情况可于术后 48～72 小时拔除引流管，切口于 7～10 天拆线。

2.注意事项

（1）由于扩张后皮肤为一个三维曲面，从外周向中心部位逐渐松弛，要使皮瓣得到充分舒展和最大程度的转移，皮瓣的切口线应尽量跨越或接近扩张区的中央部分，必要时还需做附加切口，以充分利用扩张皮肤在不同方向的松弛度。

（2）当同一受区周围埋置多个扩张器时，应统筹设计，先将所有扩张器取出，再逐个形成皮瓣。每形成一个皮瓣即可转移至受区，并定点缝合数针，而后逐个进行，最后根据所有皮瓣覆盖的面积大小切除瘢痕或病变组织。

（3）在眼周、口周等有游离缘的部位应用扩张皮瓣时，应在扩张皮瓣转移后，将皮瓣向眼或口的方向牵拉，并同时于距离皮瓣边缘一定距离处，将皮瓣的深面与深层组织做适当固定，以防止和减轻术后皮瓣回缩牵拉造成继发畸形。

（4）扩张包膜对扩张皮瓣的充分舒展有较大的影响，尤其是基底部四周的包膜较厚，对蒂部的松动度和扩张皮瓣的转移形成了一定的阻碍作用，包膜的挛缩还会在一定程度上影响远期治疗效果。因此，去除部分包膜，对于有效展开扩张皮瓣、扩大皮瓣覆盖面积、减少扩张皮瓣术后回缩率，具有积极意义。但包膜对扩张皮瓣的血运有一定的保护和促进作用，是否去除包膜要视皮瓣血运等情况而定。

（5）皮瓣上留存的包膜组织会影响皮瓣与深层组织的贴附和愈合，有时术后还会出现皮瓣下长期积液，因此应注意将皮瓣与深层组织进行固定。

（6）扩张器取出后皮肤表面张力下降，皮瓣的即时回缩导致小血管迂曲，静脉回流阻力增大，常表现为皮瓣颜色变暗甚至青紫，皮瓣展开后好转。因此，保持扩张皮瓣一定的张力和压力对皮瓣静脉回流是有好处的。

（7）术后早期皮瓣变硬，并有回缩的趋势，一般在 3 个月达到最大程度。可于伤口愈合后，采用佩戴弹力外套、颈托、支架等措施加以对抗，并持续半年以上。应用软化瘢痕的外用药物或硅凝胶片对防止瘢痕增生、对抗皮瓣挛缩也有一定的作用。

四、并发症及防治

皮肤扩张术需两次手术和 1～2 个月甚至更长时间的注水扩张，整个疗程长达 3～4 个月，容易发生并发症，轻者影响治疗效果，严重者可导致治疗的失败。并发症发生率，国内外统计有较大差异，为 6%～69%。扩张时间较长与并发症发生率

较高,是亟待解决的问题。因此,对并发症的预防和处理应引起高度重视。影响并发症发生率的因素主要有:

(1)术者操作的熟练程度:一般操作越熟练,并发症的发生率越低。

(2)患者的个体因素:如年龄、身体素质等。

(3)扩张器埋置的部位与层次、病变种类、扩张部位组织健康程度等均与并发症的发生率有关,其中不同部位并发症的发生率差别很大,一般而言,颈部并发症发生率最高,头皮最低,躯干和四肢居中。

(4)扩张器的质量:质量不佳,可因扩张囊破裂而被迫中断扩张;注射壶太厚也容易造成局部皮肤坏死。常见的并发症介绍如下。

(一)血肿

血肿多数发生于埋植扩张器后24小时以内,少数患者发生在术后14天以内和第二期手术后。

1.原因

(1)在剥离面颊部和颈部组织埋植腔隙时层次不清,由深部向表面垂直穿行的血管比较多,术中容易被切断。

(2)止血不彻底:埋置扩张器时因为形成的腔隙难以在直视下操作,容易造成血管损伤而止血又不彻底。

(3)引流不通畅:包括引流管打折、弯曲、脱出或堵塞。

(4)全身有出血倾向。

(5)局部应用肾上腺素,术后反弹出血。

(6)血管断端结扎不牢靠或电凝不彻底,术后活动扩张器摩擦发生在出血。

2.预防及处理方法　预防措施为:

(1)面颊部和颈部埋植扩张时一定要高度重视血肿的预防。

(2)尽可能在直视下操作,在情况允许时尽可能采用比较大的切口,采用冷光源、直射光或透过表面组织的透射光照明,并充分暴露和显示剥离形成的腔隙。

(3)止血务必彻底,仔细检查所有的创面,大的出血点必须结扎或缝扎,止血彻底后方可植入扩张器。

(4)负压引流管要在切口处缝合固定,以防术后脱落,用注射器抽吸证明有负压后再包扎伤口,术后及时更换负压瓶,保持持续的负压引流,引流液清淡后拔除负压引流管。

(5)术后3天局部制动,面颈部手术后进流食,适当加压包扎,可全身或局部应用止血药。

发生血肿后的临床表现为术区肿胀明显,表面张力增加,并逐渐加重。扩张器表面的皮肤青紫甚至出现瘀血斑,引流管堵塞,颊部可压迫颊黏膜使之突入上下齿间,颈部可压迫器官而影响呼吸甚至出现动脉窦受压症状。发现血肿应及时进手术室在无菌条件下清除血肿并彻底止血,如果处理及时,一般不会影响治疗效果。血肿不清除易引起感染,在吸收过程中可形成较厚的包膜,影响二期手术效果。

(二)扩张器外露

扩张器外露多见于切口处外露和扩张顶端表面皮肤破溃时,有扩张囊外露及注射壶外露两种情况。

1.原因

(1)切口选择不当,如位于不稳定瘢痕表面,扩张器离切口太近或扩张器移位到切口下,可造成切口愈合不良。

(2)剥离层次过浅或损伤表面主要血管引起皮肤坏死。

(3)扩张器未展平,折叠成角。

(4)注水过程一次注水量过多,阻断皮肤表面血液循环,这是导致扩张器从表面外露的最常见原因。

(5)注射壶太厚或早期包扎过紧,压迫表面皮肤使之坏死。

(6)感染和血肿影响切口愈合或继发表面皮肤坏死。

2.预防及处理方法　预防措施为:

(1)切口应距扩张器边缘至少1cm,切开时务必垂直切入并达拟埋植的层次后再剥离,剥离过程中避免用锐利的器械对切口缘的组织反复牵拉。

(2)关闭切口时应分层缝合,并且在距切口1cm左右处将皮瓣与深部组织缝合固定几针,以防止扩张器移位到切口下。

(3)剥离层次要清楚,结扎或电凝止血时离表面皮肤有一定距离。

(4)分离的腔隙周边要比扩张器1～3m,扩张器要展平,如果注液过程中发现扩张囊有折叠成角现象,应加快注液的速度并轻轻按摩使其尽快展平。

(5)一次注液不可过多,如发现皮肤表面颜色苍白,充血反应消失,等待5分钟后不能恢复正常,应立即回抽部分液体直到血循环恢复,也可在注射过程中使用经皮氧分压仪或激光多普勒等仪器检测微循环。

发现扩张器从切口外露,应尽快处理,或进一步剥离后将扩张器向深部埋置,或回抽部分液体,在最小张力下重新缝合切口。如果注射壶外露,可采用体外注射法。

（三）感染

1.原因

(1)切口附近有感染灶。

(2)术中无菌操作不严格。

(3)扩张器外露。

(4)血肿。

(5)扩张器表面或者周围感染灶如疖肿等向扩张囊周围扩散。

(6)向扩张囊内注液和更换负压瓶无菌操作不严格。

(7)全身抵抗力低所致的血源性感染。

2.预防及处理方法　预防措施为：

(1)严格无菌操作。

(2)术区及附近有感染灶应暂缓埋置扩张器手术。

(3)全身有感染灶时应积极处理。

(4)向扩张器内注射的液体中加防止感染的药物。

(5)积极处理血肿、扩张器外露等并发症。

如果扩张器周围发生感染,除红、肿、热、痛等局部表现外,引流液可变得浑浊,严重者发热,淋巴结肿大,白细胞计数升高,诊断一般比较容易。抗感染的措施有:①全身大剂量应用敏感有效的抗生素;②将扩张囊内液体更换成含抗生素的液体;③早期可直接从引流管中向扩张囊周围冲洗及滴注抗生素,边滴注边引流,后期可切开放置引流管滴注;④加快扩张速度使扩张器展平,减少无效腔。若感染经上述处理无效时,宜取出扩张器,取出扩张器后感染一般都能得到控制。

（四）扩张器不扩张

1.原因

(1)扩张器有破损,植入时未能发现。

(2)术中误伤扩张器,特别是缝合关闭切口时误伤扩张器而未发现。

(3)随注液过程中压力增加,扩张器粘接部质量不佳而裂开。

(4)导管折叠成锐角。

(5)注射壶移位到扩张囊下或翻转。

(6)穿刺注液时因注射壶离扩张囊太近而误伤扩张囊。

(7)两个扩张器一起埋植时,注射过程一个扩张器压迫另一个的导管。

2.预防及处理方法

(1)预防扩张器不扩张的关键是术前选购优质扩张器并于埋植前仔细检查,特别是埋植前向扩张器内注入 10～20ml 生理盐水后检查有无渗漏及破裂。操作过程中避免锐器与扩张器接触。注射壶埋植距扩张囊应有一定距离。

（2）如果因扩张器导管折叠、注射壶移位或翻转等原因造成不能向扩张器内注液，可行局部切开并针对有关问题进行矫正。

（五）皮瓣坏死

1.原因　造成皮瓣坏死的原因主要是由于皮瓣血循环障碍引起，包括皮瓣长宽比例过大，损伤了主要供血血管，蒂部受压，以及皮瓣转移时过于松弛造成皮瓣内血管迂曲，引起血液回流不畅，造成瘀血和皮瓣下血肿等。

2.预防及处理方法　应严格遵守整形外科皮瓣设计的原则；皮瓣近端和远端尽可能不要超过扩张区；剥离纤维囊壁时要十分仔细，扩张囊要充分展开并保持一定的张力。

如果皮瓣远端出现青紫等回流不畅的表现，可在皮瓣远端轻微加压包扎以利回流。

（六）其他并发症

1.疼痛　多见于头皮、额部和四肢，以成人多见。注液扩张后期每次注液后可发生剧烈疼痛，有时疼痛难以忍受。可采用少量多次注射、缓慢持续注射和扩张折射液体中加入利多卡因等局麻药，以及局部神经封闭等方法来缓解疼痛。

2.神经麻痹　多见于肢体，面颈部偶有发生，一般为扩张器压迫所致，二期手术后一般能自行恢复。

3.骨质吸收　头部多见，主要是由于扩张器压迫所致，二期手术后 2～3 个月能自行恢复。

4.肢体水肿　由扩张器压迫影响淋巴回流所致，二期手术后能自行恢复。

5.头发脱落　少见，因扩张速度过快引起毛囊缺血所致，减慢扩张速度后能自行恢复。

6.颈部压迫表现　包括颈动脉窦受压引起的恶心、呕吐、面色苍白、血压下降等症状和体征，一般很少见，回抽部分液体后可恢复。

第二节　磨削

一、微晶磨削技术

1.原理　人工制造真空状态，于瞬间产生数千颗微小的三氧化二铝多棱晶体

（简称微晶），经由真空密闭系统导引，高速撞击在凹凸不平的皮肤瘢痕表面，达到磨擦平整瘢痕、使皮肤重现光彩的作用。

2.适应证 色素斑，皮肤色调不匀，面部的细小皱纹；老年斑；黑头粉刺，毛孔粗大；油性和痤疮皮肤。

3.注意事项

(1)术前应清洁皮肤，去除油脂并擦干。同时保证皮肤没有皮疹、日光晒伤和其他刺激反应。

(2)术后涂一层消炎药膏后无需包扎。痂皮多于 4～7 天自行脱落，防晒。

二、机械磨削技术

1.原理 利用快速转动的砂轮磨去皮肤的瘢痕、色素、斑点或将粗糙不平的皮肤打磨至平坦光滑等，以达到美容目的的一种手术。

2.适应证 凹陷性瘢痕、雀斑、扁平疣，轻度高低不平的增生性瘢痕边缘，植皮后色素沉着，细小皱纹，文身、粉尘爆炸染色。

3.注意事项 注意磨削的深度，一般只用来磨除表皮。

第三节 射频

射频面部提升治疗俗称电波拉皮，是目前最为安全有效的非手术除皱方法之一。治疗时以高频率的脉冲电流作用于面部皮肤，能有效刺激皮肤胶原蛋白增生并重新分布，达到去皱、美白、溶脂、紧肤的美容效果。

1.适应证

(1)面部祛皱：额纹、眉间纹、鱼尾纹、下睑皱纹、唇周皱纹、耳前皱纹、颈部皱纹。

(2)面部紧肤：祛除或改善鼻唇沟，瘦脸、祛双下巴、改变脸形、收缩粗大的毛孔、颈部的皮肤收紧。

2.治疗原则

(1)通常情况下，RF 射频美容护理需要 35～45 分钟。如果顾客对疼痛或者热度敏感，可以在面部或者其他治疗部位涂抹一层具有镇静或者缓解疼痛成分的冷却凝胶或喷雾。

(2)RF 射频美容仪释放的射频能量，能透过皮肤表皮直接作用于真皮层，从体内直接发热。正常射频能量下，感觉好像一只热热的手在不停地抚摸脸部，刚开始感觉有些不习惯,10 秒后人体就能适应。正是这种被控制的射频能量,促使皮肤收紧,变得更加紧实,这是射频美容特有的定位组织加热功能。

(3)定位组织加热,促使皮下胶原收缩拉紧,同时对皮肤表面采取冷却措施,真皮层被加热而表皮保持正常温度,这个时候会产生两种反应:一是皮肤真皮层变厚,皱纹随之变浅或者消失;二是皮下胶原质的形态重塑,产生新的胶原质,皮肤在一次治疗后变得更加紧实。

第四节 注射治疗

一、A型肉毒毒素注射

A 型肉毒素的治疗机制在于它能作用于四面运动神经末梢及神经-肌肉接头,抑制突触前膜开释乙酰胆碱,从而导致肌肉松弛性麻痹,治疗肌肉痉挛和肌张力障碍性疾病,进而在美容方面用于去除皱和瘦脸等治疗。

1.适应证　目前在我国获得国家食品药品监督管理局批准使用的 A 型肉毒毒素产品只有两种,其中一种是兰州生物制品研究所生产的"衡力"A 型肉毒毒素。

在国产 A 型肉毒毒素"衡力"的说明书上,其适应证是:用于眼睑痉挛、面肌痉挛等成人患者及某些斜视,特别是急性麻痹性斜视、共同性斜视,内分泌肌病引起的斜视及无法手术矫正或手术效果不佳的 12 岁以上的斜视患者。当中并未标明有"除皱"或"瘦脸"的用途。

另一种是美国爱力根爱尔兰制药公司生产的 A 型肉毒毒素"保妥适"。除了与国产"衡力"的适应证相同之外,2009 年 4 月 22 日,A 型肉毒毒素保妥适正式获得中国国家食品药品监督管理局的批准,用于暂时性改善 65 岁及以下成年患者由于皱眉肌或降眉间肌活动造成的中到重度皱眉纹,即"川字纹"。保妥适是目前国内唯一获国家食品药品监督管理局批准,有限度地许可在美容领域使用,适应证为用于改善皱眉纹的肉毒毒素类产品。

2.治疗原则　A 型肉毒毒素疗效持续时间一般只有 6~12 个月,平均 9 个月,少数可延长到 10 个月甚至 1 年,其次,肉毒毒素除皱可能会出现一些不良反应,但是这些不良反应是临时的,且能不治而愈。应该强调的是 A 型肉毒毒素用于美容除皱不是一般美容行为,而是医疗美容行为,甚至是高一级的行为,不是一般美容院可以进行的,必须操控在具有美容业务和证书的单位,而且操作人员必须是医师。

二、透明质酸注射

透明质酸又名玻尿酸,是人体真皮组织的重要成分之一。皮肤的弹性、光泽及年轻程度就取决于它的丰盈程度和分布情况。透明质酸在人类皮肤的真皮层中扮演了重要的角色,无论是组织结构上整体的保养或是细胞之间的运送都具有很重要的功能。注射透明质酸能够帮助皮肤从体内及皮肤表层吸得水分,还能增强皮肤长时间的保水能力。当透明质酸吸收水分后,使得弹力纤维及胶原蛋白处在充满湿润的环境中,皮肤因此具有了弹性。

1.适应证

(1)皱纹:年龄增大、抽烟、睡觉时的挤压、重力的牵引,都会造成真皮的胶原蛋白和弹性纤维减少,引起皮肤松弛,造成面部的皱纹。

(2)唇型:嘴唇会随着老化萎缩,出现皱纹,嘴角也会因老化而下垂。

(3)脸型:老化会造成皮下组织的分布改变,颞部、脸颊、眼眶和嘴唇周围会凹陷,下巴两侧和鼻唇沟纹两侧,眼袋部位则会显得多余而下垂。

(4)肌肉运动的刻痕:脸部上1/3的皱纹常源于肌肉的运动,但长时间下来会造成很深的静态凹痕。

(5)体积的修饰:鼻子的高低、鼻孔的外形、耳垂的大小、嘴唇的外形等都可因人而异做调整,先天的脸型轮廓也可以轻易地通过填充改变。

(6)缺损的填补:痘疤的坑洞、外伤、手术造成的瘢痕,先天缺损的不对称皆可以通过填补重建。

2.操作步骤　透明质酸由于分子的大小不同,维持的时间一般为8个月～1年半。通常在注射后在注射的局部都会有暂时性的轻微发红、肿胀,一般不需特殊处理,几天后就会自行消失。个别患者在注射后局部会有青紫的现象发生,这是因为注射时碰到了皮下的小血管造成的,通常在1周左右就会自行消失的。因为它不是蛋白质类的产品,所以引起过敏反应的机会很小。由于其可在人体中代谢吸收,所以一般是没有长期性的副作用的。

透明质酸注射前的注意事项:

(1)请在治疗时避开经期。

(2)术前避免口服阿司匹林、维生素 E 等药物。

(3)如果面部有严重的感染、疱疹发作期是不可以接受注射治疗的。

透明质酸注射后的注意事项:

(1)注射后的 24 小时之内注射的部位尽可能地不要沾水。

(2)注射后 1 周内不要蒸桑拿等。

(3)注射后 1 个月内建议不要接受治疗部位的按摩。

3.并发症及处理 在玻尿酸的临床治疗中,出现注射玻尿酸后不平整的问题几乎是不存在的。因为在具体操作的时候会通过不断对比脸部皱纹情况逐渐注入剂量,当然关键还是医生的控制。而万一真的出现这样的问题,求美者对注射后效果非常不满意,坚持要调整,还可通过玻尿酸专用的"水解酶"进行注射溶解。不过,临床上需要这样去做的情况非常少。

三、胶原蛋白注射

胶原蛋白是一种使皮肤恢复健康的蛋白质,胶原蛋白注射所用的胶原蛋白,提取自小牛或小猪的皮肤,经处理后可用于人体。运用美容外科技术将其注射于真皮内,以消除较深的皱纹皱褶,如鼻唇沟、鱼尾纹、额横纹、眉间纵纹等。

1.适应证 适合于单纯、局部较深的皱纹、皱褶或凹陷的年龄较轻者,不能矫治松垂、老化等。缺点是手术后可能出现过敏,对生物蛋白过敏人群不可操作。

2.操作步骤

(1)胶原蛋白有吸收和引起过敏反应的可能性,术前建议要做过敏试验,以避免过敏反应的发生。

(2)在局部麻醉下,利用注射器将填充材料注入皱纹的皮内和皮下,即时效果非常满意,而且操作十分简单,但是牛胶原蛋白是生物材料,会被肌体部分吸收,故有时需等 3 个月以后,再次注射填充。该手术适合较深的皱纹皱褶。缺点是手术后可能出现过敏,对生物蛋白过敏人群不可操作。

四、人工骨注射

羟基磷灰石人工骨是一种磷酸钙材料,其化学成分、物化性能等 99.9% 与人体骨相同。目前临床上多用羟基磷灰石超微粒分子的人工骨。羟基磷灰石超微粒分子粉末颗粒小于 $9\mu m$,结晶体极细,制成悬浮于生理盐水中的糊状,可使用最小的特制或自备针头,采用经皮肤直接注射方式注入需要部位。人工骨超微粒分子注入组织后,其中调整粉剂用的悬浮液即由人体组织吸收,剩下羟基磷灰石人工骨与胶质的血液附着于注入处的骨面上定型,以填充鼻、颏等部位的骨性缺损。

1.适应证 多用于隆鼻、隆颏及丰额部等。

2.操作步骤

(1)术前准备:画出需充填的范围,并用甲紫标记,碘酊固定好。

（2）手术方法

①浸润麻醉。

②再用特制的无菌包装的注射器，45°角刺入皮肤直达充填骨面，边退针边缓缓注入人工骨微粒分子，注射越均匀越好，至外形满意为止。

③注射后立即揉捏平整，使之均匀，用乙醇反复消毒针眼以预防感染。

3.并发症及处理

（1）术后非炎症反应：人工骨粉为浮白色膏状物，对人体本身不会引起免疫反应或排异反应，但注射充填术后其肿胀持续时间稍长，一般10天左右肿胀才逐渐消失。分析其原因可能为外源性生物材料进入张力较大的皮肤组织内，机体需要一个相容过程，故肿胀多出现于注射24小时后，这种非炎症反应是正常的。术前应告知患者，作好精神准备，以免被动。若肿胀加重，可行抗过敏处理。

（2）外形不理想或感染：人工骨粉注入充填，有可能因经验不足，或无菌操作不严格造成外形不美、感染等，此时必须尽快取出，否则，等半年后，一旦新生骨长入或人工骨与原来的基骨融合在一起，取出就较麻烦、费时。

第四章　面部皱纹及轮廓

第一节　面部除皱手术的外科技术

一、额部除皱术

额部除皱术能消除或改善前额、眉间、鼻根皱纹,矫治鱼尾纹,矫治眉与上睑皮肤的下垂。其手术步骤如下。

(一)头皮瓣分离

按前述方法设计切口线和麻醉。平行于毛根毛囊斜形切开头皮至帽状腱膜下疏松组织,边切开边用止血钳或头皮夹止血。额区在帽状腱膜下锐、钝性剥离;颞区在颞深筋膜浅层表面锐性剥离,直达眶缘及眉间,如果采用骨膜下除皱,则在至眶上线 2.0cm 时,可切开骨膜,以骨膜剥离子在骨膜下剥离,到达眶缘、鼻骨、颧骨、上颌骨外上方骨膜下。

(二)处理表情肌

将头皮瓣向下翻转,充分显露眉间鼻根部。在中线切开帽状筋膜和腱膜,显露皱眉肌和降眉肌,细心将它们切断或部分切除。如是切除则应注意两点:①慎勿过分切除,以免造成此区缺损,导致术后鼻根部凹陷畸形;②切断外侧的皱眉肌时注意保护眶上血管神经束,后者邻近皱眉肌的抵止点。然后,在眶上缘水平以上的额肌明显处,纵横切断帽状腱膜和额肌,注意避开眶上血管神经束。如额纹过深,可用电刀切除眶上缘 1.5~2.0cm 以上的部分额肌,或切断横形额肌,增加额瓣延展长度和提供愈着创面的作用。额肌切除者的术后效果优于单纯额肌切断者。需注意切除额肌时层次准确,不损害脂肪组织,以防术后额区凹凸不平。同时,两侧额肌应部分保留,以防止额肌功能丧失。

(三)拉紧头皮瓣,缝合切口

向上并向后拉紧头皮瓣,先行 4 点固定:第一点在中央,此点张力较小;第二点在眉梢垂直对应处,此点张力最大;第三点在眉梢水平对应处(耳轮脚附近);第四点位于眉中点垂直对应处,第三、四点处张力适中。调整眉的高度需十分注意双侧的对称性。固定方法:拉紧头皮瓣,在预固定点切开前缘至与后切缘吻合处,用 3-0 涤纶线缝合帽状腱膜和皮下组织,再缝皮肤。固定且双侧对称后,切除多余头皮,分两层间断闭合切口,针距不可过密(8~10mm)。

在上海,则多采用 3 定点头皮提紧固定,俗称 Key-Suture,即关键缝合点。在顶部中央作第一点提紧固定,第二、三点定点缝合在双侧耳廓上方颞部,即外眦平面上方,决定皮肤提紧的松紧度,然后缝合其他部位头皮。

二、颞部除皱术

(一)安全区和危险区的确定

颞区面神经的安全区有两层含义,即在皮下分离是安全的,此处没有面神经分支;其次是在 SMAS 层下分离,有安全范围。

颞区面神经的安全、危险区警戒线是面神经颞支的体表投影线。简化确定此线的方法是连接下述各点所成的弧线:耳屏前 1.7cm(a)、外眦水平外 5.1cm(b)、眉梢水平外 3.5cm(c),以及眉梢垂线上 2.1cm(d)。线前为危险区,线后为安全区。另过外眦点外 2.9cm 作半弧是为眼轮匝肌外缘,此危险区内如果保护颞浅筋膜及其下的疏松组织不受损害,即能确保颞支不受损伤。

(二)分离

按前述方法设计切口线和局部麻醉。平行于毛根毛囊斜形切开头皮,在颞浅筋膜浅面锐、钝性分离,正确掌握分离层次。过浅损害毛囊毛根,可致术后秃发;过深如进入颞浅筋膜内,可致出血较多;至于进入颞中筋膜内损伤面神经颞支,则属于解剖不熟悉造成的分离平面错误,应谨慎避免。

(三)处理眼轮匝肌

在皮下分离至额肌、眼轮匝肌外缘,在眼轮匝肌浅面再作细心分离,离断肌纤维与真皮下的连结。对于鱼尾纹较重者这种分离很有效。止血后处理眼轮匝肌,方法有二:①在眼轮匝肌外缘作 3~5 针放射状外牵拉缝合,借以舒展眼轮匝肌,提高上睑和外眦。这是多种书本曾相互介绍的方法,但这一操作易损伤面神经支配,勿轻易选用。②在眼轮匝肌外缘外 1.0cm 处,平行于肌外缘半环形切开颞浅筋膜-SMAS,至颞中筋膜表面,后者为疏松结缔组织。然后在颞浅筋膜-SMAS 下锐、钝性分离筋膜-眼轮匝肌瓣。此平面分离较容易,但近眼轮匝肌外缘和肌深面时,能见到细小的面神经分支进入肌肉,故采用钝性分离,保护这些入肌的神经分支。视鱼尾纹程度决定眼轮匝肌下分离范围为 0.5~1.5cm。分离毕,将颞浅筋膜-眼轮匝肌瓣外牵拉紧与外切缘对合缝合,切除多余部分或重叠缝合固定。这是一项容易损伤面神经颞支的操作,一般情况下此处除皱不宜暴露面神经向眼轮匝肌的分支。Triner 提出"哨兵"静脉的概念,见到"哨兵"静脉后,在肉眼下或内窥镜下的分离即应停止。"哨兵"静脉是颞浅静脉的末梢部分,位于额骨-上颌骨联合的眶外侧及颧-上颌骨联合上方区域的颞深浅筋膜之间。在该"哨兵"静脉的内侧,即是面神经颞支入肌点,此处不宜分离,以防止神经损伤。

(四)拉紧皮瓣,缝合切口

首先在外眦水平对应处固定一针,这一针决定了外眦的高低。拉紧头皮皮肤瓣,边切边缝,分皮下、皮肤闭合切口。发际外皮肤用 5-0 尼龙线或 5-0 丝线缝合。

三、面颈部除皱术

面颈部除皱术可用以治疗颞颊部、下睑和颈部的皮肤松弛与皱纹,矫治鱼尾纹和鼻唇沟深陷。其操作方法及步骤如下。

(一)安全区和危险区的确定

颊颌区关于面神经的安全区与危险区警戒线,即为 SMAS 层下腮腺周缘的轮廓线。较简单的确定方法是过耳屏点向前和向下分别作水平线及垂直线,再于此坐标系中标出如下各点(X,Y):$(2.2,1.0)$、$(3.4,1.7)$、$(2.7,4.0)$、$(1.7,6.0)$,各值的单位是厘米。弧形连接上述 4 点即成腮腺轮廓线。线前方为危险区,线后方为安全区。

(二)皮下潜行分离

设计耳前、耳后切口线,行局部浸润麻醉。首先从画线上端的颞部至耳垂切开皮肤,在颞颧颊区皮下潜行分离,范围大致是眼轮匝肌外缘、颧大肌外缘(耳屏游离缘前 5.0cm)和鼻唇沟的曲线外侧。如鼻唇沟明显,分离范围宜超过鼻唇沟,以离断相应表情肌在沟的真皮深层的附着部。剪断颧弓韧带和下颌骨韧带,它们分别位于耳屏间切迹前方 4.3cm 处和下颌角前 5.3cm 处。颞颊区分离后以湿纱布填塞止血,操作转向耳后与颌下颈部。耳后沿画线切开皮肤后,在乳突附近和胸锁乳突肌区分离。耳后区 SMAS 浅面有很少的皮下脂肪,SMAS 与真皮连结,需锐性分离。到了颌下颈区则可钝锐结合在颈阔肌浅面分离。颈部分离范围视松垂畸形程度而定,最大可达颈中线附近,但需注意皮肤及皮下组织有一定厚度,防止因分离过浅造成皮肤坏死或部分坏死,术后皮肤花斑形成。

面颈部皮下分离结束,直视下仔细止血。最常出血的部位是颧弓韧带处(面横动脉分支)、鼻唇沟附近(上唇动脉分支)和下颌角后的胸锁乳突肌浅面(颈外静脉属支）。可采取电凝止血和缝扎较大出血点等多种止血方法。

（三）SMAS-颈阔肌瓣的形成和提紧、固定

沿耳前皮肤切口前 0.5cm 和颧弓下缘下 1.0cm，切开 SMAS，形成三角形 SMAS 瓣。在腮腺筋膜表面即安全区内锐性分离 SMAS，尽量不剪破腮腺筋膜，以免术后并发腮腺瘘。过了腮腺周缘到达易损伤面神经的危险区后，采取钝锐结合方法在咬肌筋膜表面分离，直到腮腺前缘。分离到此为止，只有很有经验的医师可继续向内侧分离。在咬肌上、下端附近常有薄层脂肪覆于咬肌筋膜表面，而咬肌中段则可透过咬肌筋膜见到面神经颊支。SMAS-颈阔肌瓣的分离范围，向前可至颧大肌外缘，向下至颌下颈区上部。不可由 SMAS 下分离延至颧肌下平面，这样定会损伤面神经颧肌支。在耳垂下前 0.5cm 处，SMAS-颈阔肌瓣的后下切口，用刀以 40°角切向后下达胸锁乳突肌后缘处，即切断颈阔肌-耳韧带。胸锁乳突肌区 SMAS 剥离以锐性为主，所以更应注意避免损伤耳大神经。如 SMAS 瓣分离超出咬肌前缘时，在咬肌前缘切断 SMAS-颧颊部韧带（或称咬肌皮肤韧带），注意慎勿损伤颊支，没有经验者不要进行这一操作。除胸锁乳突肌区外，其他部位的 SMAS-颈阔肌瓣剥离少有出血，应谨慎进行电凝和结扎止血。

SMAS-颈阔肌瓣的提紧固定有两个要点：①以较大的力量将 SMAS-颈阔肌瓣提向后上，在耳屏前的颧弓根处，以 3-0 涤纶线将 SMAS 瓣的后上角固定在颧弓根表面的骨膜上，缝两针。此处固定作用最大，但不能超过耳屏游离缘向前 1.7cm 的范围，因 1.7cm 向前的颧弓浅面已开始有面神经颧支经过。也可将 SMAS-颈阔肌瓣向后上提紧固定在颞浅筋膜上，这种方法固定的 SMAS 瓣时间久了有可能再松垂。也可采用双重固定的方法。②重建颈阔肌-耳韧带。将耳垂下方掀起的 SMAS-颈阔肌瓣拉向后上，以 3-0 涤纶线固定在耳垂下后方的三角形致密区；或固定在乳突区的筋膜、骨膜上。最后剪除 SMAS-颈阔肌瓣的多余部分，两切缘对合缝合，应避免重叠缝合，以防产生局部膨隆。缝合后的 SMAS-颈阔肌瓣的前端和下端，时常会产生"猫耳朵"，应注意修平。

（四）皮肤瓣提紧，闭合切口

将皮肤瓣向后上方以中等张力提紧，行 3 点剪开固定：①外眦水平相对处。此点决定了外眦的上斜高度（根据患者的要求而定）。②耳后乳突区。此点的张力最大，要充分展平颈部、耳垂等处的多余皮肤。③耳垂部位。此点的适当处理决定了术后新形成的耳垂形态。切除多余皮肤，并分皮下、皮内和皮肤进行多层细致缝合。

四、中面部除皱术

中面部除皱术即改良 Faivre 技术。沿下睑睫毛下 2mm 横形切开皮肤，通过眼轮匝肌达眶下缘，切开眶缘骨膜，在骨膜下分离上颌骨与部分颧骨体的表面，向下可达 4cm 处，注意勿损伤眶下血管神经束。分离后，向上提紧骨膜及软组织，将分离的骨膜提紧重叠缝合，眼轮匝肌瓣固定缝合在眶外侧骨膜上，皮肤提紧缝合。中面部除皱术可补充额、颞、面部除皱术的不足，使鼻唇沟上部深陷沟变浅。另外，这也是矫治睑袋及轻度下睑外翻的常用技术。

五、额颞部除皱术

额颞部除皱术也称上 1/2 除皱术，即将额部除皱术式与颞部除皱术式联合应用。方法是先行颞部的皮下层分离，后行额部的帽状腱膜下或骨膜下层分离。两个平面分离结束形成颞浅中筋膜蒂瓣，称为颞颞额蒂，内含颞浅血管、面神经颞支。皱眉肌，降眉肌、额肌和眼轮匝肌等的处理，完全与单独的额部除皱术与颞部除皱术相同。

六、额颞面部除皱术

额颞面部除皱术切口是将上述的额颞部除皱术之切口向下延至耳垂下沟水平。术中形成较小的 SMAS 瓣，上提固定。此术式因无耳后切口，所以常有多余的软组织和皮肤堆积在耳垂周围，术后需要 1～3 个月才能平复。此术式比较适合于男性短发者。

七、颞面颈部除皱术

颞面颈部除皱术也称扩大下 1/2 除皱术，是临床上最常选用的术式之一，可治疗眶周皮肤松弛、面颊部松垂和皱纹，矫治鼻唇沟、颌颈部松垂和皱纹等畸形。扩大的下 1/2 除皱术是将颞部除皱术式与面颈部除皱术式联合应用。术中分离层次上下统一，形成 SMAS-颈阔肌瓣。

八、全面颈部除皱术

全面颈部除皱术是将上述的额、颞、面颈部除皱术联合应用，一次完成。手术操作始于颞部，然后下延至面颈部，再转至前额，从而完成全面颈部除皱术。术中操作的步骤较多，如眼轮匝肌的治疗、SMAS-颈阔肌瓣的形成和提紧固定、颈阔肌-

耳韧带的重建,以及皱眉肌、降眉肌、额肌的切断或部分切除等。分离平面各部位有别,如额部在帽状腱膜下和骨膜下平面,颞部在颞浅筋膜的浅、深面,面颈部在皮下和 SMAS-颈阔肌下等等。再加上全长切口的分层细致缝合,致使手术时间长达3～4个小时左右。手术创伤大且时间长,致使患者负担加重,体质较差者尚需输血。因此,若选择全面颈部除皱术,要求有较高技术水平的术者和较好身体状况的患者。如不具备上述条件,宜行分期手术完成。

九、复合除皱术

复合除皱术是 Hamra 在其深部除皱术基础上发展而成的除皱技术。复合除皱术的适应证包括颞颊部与颌颈部严重老化松垂及复杂的二次手术等等。复合除皱技术的显著特点在于:通过手术使患者的面颈部整体年轻化。复合除皱术是在第二代除皱手术基础上的深化。

(一)复合除皱术的概念及内容

复合除皱术是指掀起一个复合肌皮瓣,该瓣的蒂部是下面部的颈阔肌及其面动脉、上面部的眼轮匝肌及其眶下血管。复合瓣的血供允许了过大的张力,这在皮下分离的皮肤瓣是不可能的。双蒂肌皮瓣的掀起,使面部 3 种深部结构——眼轮匝肌、颊脂肪垫和颈阔肌,恢复相互间的解剖关系。总之,通过上述简表,可知复合技术的主要功能及与以往技术的对比情况(表 4-1)。

表 4-1　各种除皱技术的比较

手术技术	解剖学改变
皮下分离	只是皮肤拉紧
皮下分离＋SMAS-颈阔肌技术	皮肤拉紧、颈阔肌复位
深部平面除皱术	皮肤拉紧、颈阔肌复位、颊脂肪复位
复合除皱术	皮肤拉紧、颈阔肌复位、颊脂肪复位、眼轮匝肌复位

眼轮匝肌、颊脂肪垫和颈阔肌的松弛改变发生在 40 岁以后。它们向下移位,造成与皮肤的关系、各自之间的关系发生异常变化,逐渐出现以下老化征象:眼轮匝肌松垂产生颧部弦月征——睑袋表现之一;颊脂肪松垂产生鼻唇沟,其后方继发凹陷;颈阔肌松垂破坏了颌、颊、颈部的正常轮廓线。

这 3 种解剖成分需在同一复合瓣中被掀起,术中获得均等的提升和复位,如此才能达到恢复它们固有的解剖关系的目的。复合除皱术的另一个含义是:将全面颈部除皱术与下睑成形术,甚至上睑成形术和颏成形术等数种技术结合应用,一次完成。

(二)手术操作

术前可标记要复位的深部组织成分，即眼轮匝肌、颧脂肪垫和颈阔肌的体表投影，以及标记出颧肌和皱眉肌的体表投影。

手术在全麻插管或局麻下进行。

1.画线　标记下颌线和颏下皱褶线。颌线标记十分重要，因为其上方是在SMAS-颈阔肌下分离，下方是在颈阔肌浅面分离，还需画出颈部皮下分离的下界。从颧突斜向后下至耳垂前2.0cm的斜线，代表着面部皮下分离（外侧）和颈阔肌下分离（内侧）的界线，这条线的后下延线大致是颈阔肌颈部后缘。这些画线是术中的解剖分离指导线。

如切口不经过耳屏后方，则耳前画线要位于耳屏前，以防破坏耳屏。耳后切口位于颅耳沟的稍上方之耳廓后面皮肤上，以钝角弯向发线内。该角度越大，耳后皮肤坏死的可能性越小。如患者前额很高（超过7cm），其前额切口作在发线上，或发线内1～2mm，这样头发长出后会紧邻切口线，将面部切口线与额部切口线弧形连接。在下睑睫毛下2mm面切口线。

2.下睑成形术　按照治疗睑袋的肌皮瓣法施行下睑成形术。睑袋整形可与面部除皱术一期完成，也可分期完成。

3.面颈部分离　与第二代除皱术（SMAS-颈阔肌技术）不同的是：耳前皮下分离范围小，大部分是在SMAS-颈阔肌深面分离；颌线以下的颈部单纯作广泛的皮下分离。其步骤是：①先作皮下分离，沿耳前切口切开皮肤，用剪刀作皮下分离。耳前皮下分离范围：前至颧突与耳垂前2.0cm的连线，向上到颧弓，向下至颌线。耳前区皮下分离结束后，行颞区皮下分离，然后转向耳后、颈部皮下分离。按耳后画线切开皮肤，组织剪朝下分离，以保持皮瓣厚度。在颌线水平以下一直分离到颈中线，见到颈阔肌后缘时注意保持颈部分离在肌上平面。要特别注意防止分离的皮肤瓣太薄，影响其血供。②SMAS-颈阔肌下分离。上述皮下分离结束后回到耳前分离区，切开SMAS和颈阔肌后缘，以剪刀在SMAS-颈阔肌下分离，此平面无大血管。至咬肌前缘附近遇到SMAS-颧颊部韧带，需将其剪断，但要特别注意勿损伤与韧带毗邻的面神经颊支。

向上前分离时应辨明眼轮匝肌外缘和颧大、小肌起始部，由此进入颧肌浅面分离。这时要离断颧弓韧带以利于掀起复合瓣，在直视下行颧肌上分离，注意韧带附近可见有面横动脉分支。颧肌上分离至鼻外侧并越过鼻唇沟，离断颧肌在鼻唇沟真皮处的附着。

有经验的医师可在术中需将眼轮匝肌保留在皮肤瓣上,以确保真正的双蒂复合瓣血供。如术前辨明有明确的眼轮匝肌松垂所致的弦月样畸形,则可在直视下剪除小部分眼轮匝肌下缘,但必须保持颧脂肪的完整性,否则会遗留永久性畸形。

最后将耳屏前腮腺表面软组织切除或剪除少许,目的是使术后此区域产生凹陷的正常外貌。此时,半侧分离及成形结束。以同样方法分离和成形对侧。

4.额部分离 复合除皱术的额部分离及表情肌(皱眉肌、降眉肌和额肌)的处理,与标准的额部除皱术基本相同。

至此,额、面、颈部瓣已完全移动,向上外方向牵拉复合瓣,3种老化成分均在瓣上重新复位。

5.颏颈部整形 Hamra提出的复合除皱术,在颏颈部切开整形的手术操作不适合于中国人情况。这是因为:①颏下切口瘢痕遗留,难被中国人接受;②中国人少有西方人那种严重的"火鸡颈"畸形,多数的颏颌下松垂可通过颈侧方进行颈部SMAS-颈阔肌瓣后提紧而矫正。

6.闭合切口 朝外上方向提紧复合瓣,将面部颈阔肌后缘上提固定在耳垂前的腮腺筋膜上,能有效地使颈阔肌复位。

以较大力量上提瓣的上部分,张力传递到颧大小肌、鼻和上唇,颧脂肪被拉向后上方而复位,下睑的眼轮匝肌也随同复位。在耳轮上点前的开皮瓣,真皮对筋膜缝合。缝合时要包括深筋膜,防止耳上部前拉移位。注意此时大量皮肤上提,鬓角会被暂时上移约3cm。耳后皮瓣以中等张力上提,适当的张力可使耳垂附近没有猫耳畸形。切除多余皮肤,横褥式连续缝合皮下,但上切缘针距均小于下切缘。准确对合发线,间断缝合皮肤。

在双侧眶上缘横置一条引流管,开始闭合额部切口。首先额正中缝1针,防止双侧不对称。以较大张力上提额部瓣,这种张力直接传导到眶外侧、颞区,舒展了眶外侧区的多余软组织。在额颞切口交界处是闭合切口的第2针。颞部瓣向上拉,颞部鬓角瓣向下拉,随即切除鬓角下多余的无发皮肤,使鬓角恢复到原来的位置。在眉水平对应处缝第3针。然后调整所需眉的高度,使双侧眉对称,即在眉中点垂直对应头皮处缝第4针,在眉内端垂直对应处无张力下缝第5针。先缝帽状腱膜减张,再连续缝合头皮皮肤。

最后关闭下睑成形切口。将眼轮匝肌在骨膜上对合1~2针。第1针是将肌深面与近眶下缘的骨膜提紧缝合,复合瓣即会向上内方向推进。第2针位于外眦部的骨膜上,悬吊更下外的眼轮匝肌,此时可见膨隆的眼轮匝肌已变得平整。将切缘的皮肤潜行分离1~2mm,然后将皮肤切口缝数针,不需密缝,否则影响引流。

各切口均涂以抗生素膏,清洗外耳道,敷料包扎。

十、骨膜下除皱术

骨膜下除皱术已有十余年的历史,近年来又有了新的发展。上半面部骨膜下除皱是一较易操作的技术,技术及解剖熟练的医师可减少术后反应,减少手术并发症。此处简要介绍改良的骨膜下除皱技术。

(一)麻醉

手术在全麻插管下进行。为了止血和易于分离,可同时将前额、面颊与颈部的软组织进行肿胀浸润。

(二)口内入路分离

最先开始的入路是通过犬齿窝。以电刀作一小的横切口,电刀分离上颌骨前方的软组织约 1cm,然后用骨膜剥离子掀起上颌骨表面骨膜,向内侧至鼻骨表面,上至眶下缘,外侧到颧骨表面和颧弓前段,避免损伤眶下神经。可作盲视分离,也可作较大的切口在直视下分离。一旦骨膜和表面的软组织被游离,用锐利的骨膜剥离子分离颧骨和上颌骨表面软组织与咬肌的某些附着。在口内操作,将骨膜剥离子推进到颧弓,然后转向颧弓下剥离,转动切割以切断肌纤维与咬肌筋膜在颧弓下缘附着的联系。操作是在腮腺导管和面神经颊支之深面进行,所以重要的是避免分离进入浅层。此阶段没有必要完全离断咬肌,因为在后来的冠状入路时将会完成。闭合口内粘膜切口,也可推迟此缝合,待到全部手术完成时,宜再次检视创口,置引流后再缝合。

(三)冠状入路分离

视患者前额高度采用前额发际线或发际内冠状切口,双冠状瓣被掀起。在颞部头皮内,切口延向上,然后弯向下,终于耳前,与下部的联合除皱术切口接续。如手术仅限于骨膜下提升,切口可留在耳后。切开后,在帽状腱膜下分离。分离到眉上约 2～3cm 时,切开骨膜至骨表面,外侧切开颞深筋膜浅层。通过筋膜的切口微弯向下,延伸到耳轮脚顶部与耳屏两点的中间水平,此处至少应在颧弓后段上 1～2cm。

通过颞深筋膜浅层的切口是重要的,因其避开了损伤面神经颞支及颧支的危险。分离或者在颞浅脂肪垫的浅层,或者在其深层,它们均会通向颧弓。这是分离的关键步骤。到达颧弓后,从其上缘的骨膜深面锐性分离骨膜。全长颧弓表面骨膜被完全游离,再继续向颧骨体下缘行骨膜下剥离,此部位须小心,有直接损伤面神经颧支的可能性,但只要在骨膜下分离,即可避免损伤其浅层的面神经分支;另一方面若有过度牵拉，也可伤及神经支。骨膜下剥离到达眶周，在眶下方与开始的口内入路分离的腔隙相通。眶周骨膜下剥离有程度的不同。较广泛的剥离，会较高地提起眼外角，而且可完全游离外眦韧带的附着，在提升和固定骨膜软组织瓣时，即会大幅度提升眼外角，不需重新固定，也能获得优良的远期效果。所有上述操作如在带有冷光源的拉钩直视下操作，能增加手术的安全性，也可在内窥镜下操作。

颧骨和上颌骨的骨膜下剥离结束后，换用锋利的骨膜剥离子，在表浅的咬肌纤维之下分离。因咬肌筋膜很薄，使得分离平面不得不进入咬肌内，而在最表浅的下面进行。面神经颊支和腮腺导管跨过咬肌表面，分离时易致损伤，因此要强调精细地操作。没有经验者宜避免这一步操作。

最后分离的部位是眉间。在鼻背表面分离骨膜，向外侧游离皱眉肌、降眉肌于鼻骨的附着区，上唇提肌和口角提肌没有骨膜附着，也靠这种操作游离。

至此骨膜下剥离全部完成，但组织仍未彻底移动，这是由于有纤维组织仍附着在耳软骨、颞下颌关节等部位。以组织钳向上牵拉组织瓣，可证明上述附着。也有人使用锐利的骨膜剥离子，通过"后切"，游离这些后端附着部。这种"后切"是在瓣的深面，从颞深筋膜浅层上的切口之后端开始，向下延伸直到组织瓣被完全游离。剥离的下限由于靠近面神经末丁而受到限制。"后切"不要向下超过耳屏水平。

（四）闭合切口

将游离的组织瓣用力向上牵拉，张力主要在组织瓣的外侧部，因为手术的主要目的是提升中面部，而非前额。切除多余皮肤时，按原切口的样子，即斜切口以减少毛囊损伤。分层减张缝合。

如计划作下面部除皱术，可按多种标准式式进行，如 SMAS-颈阔肌技术。颊部的皮下分离尽量少些，因颊部皮肤与 SMAS 的附着被分离，会降低深层骨膜下提升的有效性。

十一、除皱术中辅助操作技术的应用

（一）皮肤扩张器的应用

Man 报道在除皱术中应用扩张器反复扩张分离的皮瓣。在面颈部除皱术中，将适当大小的扩张器置于已分离的皮瓣下，暂时缝合切口，注水扩张，至皮瓣显白、指压血管反应缓慢时止。扩张 2～3 分钟后放水恢复皮瓣血供。如此反复数次，能增加切除的皮肤宽度，借此提高除皱术效果。从理论而言，该方法安全、简单、有效，但实际上并未获得广泛接受和应用。

（二）吸脂术的应用

除皱术中多有应用吸脂术者，对下颌下、颏下和颈区堆积的皮下脂肪进行抽吸，可明显提高除皱术效果。

（三）局部假体充填技术的应用

Binde 等报道于颧颊区置入硅胶假体行充填术作隆颧，因西方人颧弓平坦者较多见，对东方人种，此术式很少采用。除皱术中，选择上颊龈沟的口内入路，在上颌骨或颧突表面骨膜下，植入切削成形的硅胶块，以治疗局部凹陷，增加术后的丰满美感。Hamra 在他的"复合除皱术"中，以硅胶假体行隆颧术。但是，颧颊区的假体植入术，如用口内入路，不易准确置于预定位置，且固定困难，一旦发生纤维囊挛缩，可致面部形态改变，所以应慎重采用此项技术。Tobin 报道了骨膜下提升术中，于冠状入路在颧颊区植入假体，可以固定，从而克服了该技术中的上述某些缺点。

（四）颊脂肪垫切除术的应用

老年性松垂改变可累及颊脂肪垫，致使颧颊部的丰满隆起下移，加重了"腮区悬垂"的老化形态改变。Matarasso 报道了颊脂肪垫切除技术。除皱术中 SMAS 瓣掀起后，在咬肌前缘辨明面神经颊支，在颊支之间剪开脂肪垫的包膜，牵拉并切除移位下垂部分的颊脂肪垫，断端结扎或电凝止血。颊脂肪垫切除术可单独使用，但需于口内入路进行。

第二节　面部除皱手术并发症的预防和处理

除皱手术因分离层次多而复杂，分离平面广泛，所以理论上讲难免会发生各种并发症。在实践中须积极预防并发症的发生，及早并认真处理已发生的并发症，这应包括在提高除皱术的技术水平和术后效果的各种课题研究中。下面叙述除皱手术中常见、重要并发症的发生原因及处理要点。

一、血肿

血肿是除皱术后最常见的并发症，发生率各家报道不一，总体约为 0.9％～8％。Baker 等报道为 4％～5％，较大血肿发生率是 3.7％，男、女之比为 2∶1。Pitanguy 报道男性之血肿发生率高达 7.7％，2～20ml 的小血肿发生率是 10％～15％。除皱术并发血肿，往往于术后 10～12 小时出现。临床表现为疼痛加剧，患侧面部饱满，眼睑、口唇肿胀，颊粘膜瘀斑。如有上述表现，应即刻打开包扎，见有皮肤张力明显增高,感觉减退或麻木,即有血肿可能。如检视证明有波动感,则可证实。一旦确诊,应立即拆开数针缝线引流,或者穿刺抽吸,然后加压包扎。

除皱术后并发血肿的原因是:

1.血压增高 Morehead 和 Tobin 进行回顾性研究,分析了除皱术后并发血肿的原因,初步得出结论:术中和术后血压升高是并发血肿的最主要原因,为此应避免各种能使患者血压升高的因素,如术中的麻醉、给药、情绪紧张,及术后的疼痛、咳嗽、呕吐等。

2.术中止血不彻底、术后包扎不妥 除皱术中应熟悉易出血的部位,并行结扎止血,如额颞部除皱术的颞浅血管额、顶支,颧弓韧带附近的面横动脉分支,及下颌角后下部位的颈外静脉属支等等。如术中渗血较多,放置引流片或负压引流管是防止血肿形成的可靠方法,应于术后 24 小时或 48 小时拔除。手术结束要求轻加压包扎,压力均匀,于耳廓后、前额等部位放置适量纱布衬垫以防压伤。

3.术前患者曾服用某些药物 如阿司匹林、保泰松、激素类等消炎药,以及双嘧达莫、安妥明、维生素 E 等血管扩张和抗凝药。服用上述药物者,须于术前停用 2 周方可手术,术后 1 周再继续服用。术前两天常规应用维生素 K_1 10mg 肌内注射,每日 1 次,是有益的。

二、神经损伤

除皱手术可能损伤的主要神经有耳大神经、眶上神经、眶下神经和面神经。前 3 种为感觉神经,因损伤后仅有相应区域的感觉异常,且终能代偿或恢复,所以未受到重视而致发生率较高。面神经永久性损伤致相应部位面瘫,后果严重,故而外科医师十分重视,因此损伤发生率也较低。下面分别叙述有关问题。

1.关于面神经损伤问题 依据面神经的分支、走行、吻合及分布特点,考虑关于面神经支的安全性包括两方面内容。一是区域问题。面神经通过逐级反复分支,数量逐级放大,支配范围增大,所以受损代偿作用增强。从这个意义上讲,如以腮腺浅出部位算作中心,由此越向外周,面神经支的安全性越大。二是走行平面问题。越向中心,走行平面越深,起保护作用的组织、结构增多而安全性增大。外科医师若能熟悉关于面神经的解剖学知识,掌握除皱手术的各种技术,则永久性面神经损伤的发生几乎罕见。鉴于此,国外许多学者提倡新开展某种除皱技术时,要经过尸体解剖学习、验证,这在国内许多医院都因客观情况而较难实现,因此必须学习、掌握已有的书本、文献知识,才能尽量避免面神经支损伤这一严重并发症的发生。事实上,其发生率国外报道仅为 0.9%。多数的面神经支损伤是局部的、暂时的,数周乃至数月均能恢复。

面神经支损伤的范畴至少应包括如下 3 个概念:①暂时性麻痹。由于术中局麻药对某一神经支的异常阻滞作用所造成,可于数小时后完全恢复。②神经力弱。因表情肌附近的少数小分支离断所造成。前已述及,在 SMAS 下分离至额肌、眼轮匝肌和颧肌外缘时,须钝性分离,或者分离平面转浅进入皮下脂肪层中。神经力弱一般只有主观感觉而无客观表现,常在临床中遗漏。③永久性面瘫。由于某神经支(干)离断造成。越是靠近腮腺浅出部位,损伤后的累及范围越大、麻痹程度越深。如术中确认有神经支(干)被离断,应即行神经吻合术;如术后发现面瘫,一经确诊并辨明损伤部位后,则尽早行探查神经修复术。这是治疗该严重并发症的最有效措施。

除皱手术中造成面神经损伤尤其是前额肌支的损伤最常见,学者所在医院已处理前额肌支一侧永久性损伤 5 例。引起前额及眉不对称、健侧前额横纹明显高于患侧、患侧横纹消失眉降低时,唯一的处理方法是在入肌点处切断健侧额肌支。

2.关于感觉神经损伤问题 眶上神经伴眶上血管经眶上孔(或切迹)达额部,分支分布于上睑、结膜、额部骨膜和颅顶部的皮肤。额部除皱术时,掀起冠状瓣至眶上缘上 1cm 时,改行骨膜下剥离,容易见到眶上孔(眶上缘中、内 1/3 交界处)及穿出的眶上血管神经束。如此可避免眶上神经的损伤。眶下神经与眶下动脉伴行,自眶下孔穿出至面部散开,分布于下睑皮肤及结膜、鼻外侧鼻前庭的皮肤、上唇及附近颊部的皮肤和粘膜。眶下孔位于上颌骨前面犬齿窝的上方,距眶下缘的距离,成年男性平均为 8.9mm,成年女性平均为 8.4mm,骨膜下直视剥离时常能见到。耳大神经绕胸锁乳突肌后缘,向前上方,斜越胸锁乳突肌表面,向下颌角方向走行,沿颈外静脉后侧,与其平行上升,其表面被 SMAS(颈阔肌或颈浅筋膜)覆盖。上行到达腮腺表面时,分成前、中、后 3 部分终末支,分布到腮腺咬肌区皮肤、腮腺、耳廓后面及乳突部皮肤。耳大神经损伤后,耳廓后面下部皮肤有明显的麻木。除皱术中分离此区 SMAS 瓣时,往往见到耳大神经,宜在神经表面保留薄层组织。重建颈阔肌-耳韧带时,应避免缝扎耳大神经。如有耳大神经损伤,应于术中即时吻合。

三、皮肤坏死

除皱术并发较大面积全层皮肤坏死少见,小面积和表浅坏死则时有发生。发生的原因如下.∞血肿未得到及时处理而导致感染、皮肤坏死,故应积极预防和及时处理发生的血肿。②皮肤瓣分离过薄损伤血供,除可引起皮肤坏死外,还易产生真皮粘连的畸形改变。所以术中分离应掌握皮肤瓣分离的正确均匀厚度,根据要求和不同部位,宜带适量皮下脂肪。③吸烟者皮肤坏死发生率高于不吸烟者,有报道高达 12 倍(Rees)。另外,张力过大亦可造成缝缘坏死、电刀误烧局部可致点状坏死等。

皮肤的表浅坏死仅遗留色素异常。全层坏死面积较大者,经积极处理控制后,可于 3～4 周内行皮片移植术。

四、秃发

除皱术后并发明显秃发的发生率约为 1%～3%。秃发常见原因如下:①头皮瓣分离过薄,损伤了毛囊,或使用电刀分离时损伤了毛囊。②张力过大,缝缘瘢痕形成,毛囊变性;即使无明显张力,若边距过宽、针距过密,也能引起缝缘秃发带,但此种情况亦有 3～6 周后细发再生者。鉴于上述原因,头皮瓣分离时不宜使用电刀;应掌握正确的平面,保留一定量的皮下脂肪(内有毛囊);通过缝合帽状腱膜减张;缝头皮时边距应仅涉及两排毛发,针距以 6～7mm 为宜。

五、增生性瘢痕

除皱手术切口瘢痕增生常位于耳垂周缘和乳突区。原因之一是皮肤缝合张力过大。上述两部位是面颈部除皱术的关键固定点,是张力集中部位。缝合时可作深层褥式上提缝合减张,切口分层缝合减张。深层可用深部打结的缝合方法,以减轻缝线反应引起的瘢痕增生。如有缝缘瘢痕增生的迹象时,可采用确炎舒松 A 20～40mg,作瘢痕边缘注射,每周 1 次,连续 3～4 周,对一些病例有减轻瘢痕的作用。

六、色素沉着

色素沉着发生在血肿、瘀斑部位,因含铁血黄素积淀所造成。多数情况需 6～8 个月消退,个别病例可持续更长时间。治疗无显效,故应积极预防能导致皮肤瘀斑、血肿形成的各种因素,如影响皮肤瓣血供的术式等。防止血肿形成的各种因素即能防止色素沉着的发生。

七、明显的疼痛

除皱术后少有明显的术区疼痛甚至剧痛,如发生则提示有血肿可能。耳廓和额区的火辣样疼痛,提示有包扎压迫过紧的可能,应及时检视是否有足够的敷料衬垫耳后和额区,否则可能发生受压坏死。Banshery 报道一病例,于除皱术后 2 周时因腮腺瘘引起颊部胀痛,经压迫包扎后痊愈。

八、感觉异常

除皱术后,在耳大神经分布区如颊部、耳垂附近、耳廓后面下部等区域的皮肤有感觉迟钝或麻木,可持续数天至数周。如感觉丧失,长达数月无恢复趋向,则提示有耳大神经离断,若再有断端痛性神经瘤的症状和体征,即可确诊。应手术切除神经瘤,吻合离断的神经。经额部冠状切口后,多有头皮感觉迟钝,麻木、瘙痒等异常情况,这是由于眶上神经分支在切口区被离断所致。个别还有切口区顽固性麻木、奇痒的报道。这些都是行冠状切口、帽状腱膜下分离的缺点之一,需进一步研究解决。

第三节　面部轮廓整形及美容

面部轮廓美是人类形体美的首要条件及最显著的标志,也是一个人一定行为、文化特征的外表征象。面部轮廓与人面部软组织特别是骨组织的结构及形态相关,有人将蛋形面孔、柳叶眉、新月眼、秀鼻、樱桃口作为女性妩媚、清秀、恬静、和善、温柔的面容轮廓,而将方形面孔、宽额、蚕眉、大眼、耸鼻、大口、方形下巴作为男性刚强、威武的面容。面部轮廓形态美在不同民族、不同年龄层次有不同的美学内涵,并随不同的时代文化背景而有一定的变迁。面部轮廓的形态也可因先天性或后天性因素而破坏,包括骨及软组织结构和功能的破坏。

面部轮廓整形及美容是用外科技术进行面部软组织、骨组织的修整,使其恢复正常形态、功能或给予美化,近年来称为面部轮廓外科。学者应用显微外科技术、颅面外科技术进行了数以百计的面部轮廓整形。查阅 1990—1998 年网络中有关面部轮廓外科的文献有一百六十余篇,其中涉及面部先天性畸形、外伤后畸形、肿瘤切除后面部轮廓畸形的修复,以及面部轮廓的美容整形等,因此,从目前使用"面部轮廓整形及美容"这一名词的实质内容而论,它几乎包含了面部整形的各个方面。随着颅面外科、面部显微修复外科及面部美容外科的发展,面部轮廓外科的概念将会得到进一步深化与发展。

关于面部轮廓外科的定义,目前尚未取得学术界的共识。我们将面部轮廓外科的定义局限于面部轮廓整形美容,学者认为:面部轮廓外科应是研究人体面部轮廓美学标准,用外科方法修复和改善获得性面部轮廓缺陷,或使正常面部形态得到美学的完善。而先天性面部骨结构轮廓畸形的整形,应属于颅面外科范畴。

一、颧弓缩小整形

在面部轮廓形态中,蛋形面孔轮廓被认为是能给人以慈祥、和蔼的美感,颧弓的肥大或高耸则正好破坏了上述的美感。用外科手术方法可使面部骨骼轮廓改形。颧弓高耸或肥大,表现为面部中 1/3 向前或向两边凸出,面部上 1/3 及下 1/3 凹陷低平,使面部显得粗犷,而失去和谐的美感,这种面形在东方人群中较为多见,常有人要求改变这种面形,特别是女性颧弓肥大、高耸,显示出男性化倾向者。在一些地区内,由于封建意识的影响,常视女性颧弓肥大为不吉利的面容,因此要求进行颧弓缩小整形的女性远较男性为多,他们要求将颧弓肥大的棱形面部轮廓变成蛋形面形。

引起颧弓高耸、肥大以先天性因素居多,而外伤、面部血管瘤、淋巴管瘤及骨纤维结构发育不良等,可引起一侧或双侧颧弓良性肥大畸形或不对称,需进行手术矫正。

(一)适应证

(1)颧弓良性肥大引起面部轮廓不良。

(2)外伤性或骨纤维结构发育不良,造成一侧或双侧颧弓肥大或内侧不对称。

(3)可医治的血管瘤、淋巴管瘤及神经纤维瘤等引起的颧弓肥大。

(4)无心、肾、肝、肺及血液系统等重要器官疾患,心理状况良好,年龄在 60 岁以下者。

(二)禁忌证

(1)因颧弓区恶性肿瘤引起颧弓肥大者。

(2)伴有心、肺、肝、肾或血液系统疾病者。

(3)年龄超过 60 岁。这不是手术的绝对禁忌证,而是手术的相对禁忌证。

(4)伴有心理障碍者。

(三)手术设计

颧弓缩小设计是目前较难测量的,我们可采用电脑模式图与受术者取得一致意见后再进行手术。手术前作以下测量是必要的,包括两侧颧弓最高点的距离,两侧颞窝、额骨、颧骨间距离及两侧上颌骨颧骨缝间的距离等,以便于手术前后进行对比。

(四)手术种类

颧弓缩小整形的手术方法以日本、韩国及我国报告较多。手术方法种类依手术切口及截骨方法的改进而加以区分。

1.按手术切口种类分类　包括冠状切口、口内颊沟切口、口内切口加耳前小切口及冠状切口加口内颊沟切口等。

2.按颧骨截骨方法分类　包括颧骨截骨移位、颧骨突削平、颧骨突磨平及颧骨上颌骨3处截移位法等。

对于30岁以上的患者,颧弓缩小整形多半与面部骨膜下除皱同时进行。

(五)术前准备

(1)进行全身体格检查,排除手术禁忌证。

(2)女性应该在月经期后进行手术。

(3)术前常规应用维生素 K_1,每日 10mg,连用 3 日。

(4)摄头颅正、侧位片及颧弓位片,有条件者可进行颧弓三维 CT 摄片。

(5)测量颧弓宽度、面上 1/3 宽度及颧弓凸度。

(6)采取冠状切口或耳前切口者,术前常规用 1:5000～1:2000 苯扎溴铵洗头 3 天;口腔内切口者,术前洁齿并作口腔清洁。

(六)双侧颧弓缩小的手术方法及步骤

手术方法以学者所施行的截骨缩小整形方法为例。

1.麻醉　取气管内插管全身麻醉,经鼻腔插管。

2.切口

(1)颧弓缩小加面中、上部骨膜除皱患者取冠状切口。

(2)颧弓向侧方及前方凸出严重,或需要进行骨膜下除皱者,采用冠状切口加口内切口。

(3)单纯性颧弓向侧方明显凸出或伴有向前方凸出者,采用耳前切口加口内切口。

(4)颧弓凸出不严重,只需削除或磨平部分颧骨者,采取口内切口。

(5)切口下作局部膨胀法浸润麻醉,以便于减少出血和利于手术操作。采用 0.1%～0.25%利多卡因加 1:20 万肾上腺素浸润切口周围皮下或粘膜下。

3.暴露颧骨　冠状切口暴露颧骨:切开头皮,从一侧耳轮脚到另一侧耳轮脚,直达帽状腱膜下掀起头皮,两侧在颞浅筋膜深层掀起头皮。以下步骤为:①在两侧眉弓嵴切开骨膜,进入额骨骨膜下。用骨膜剥离子分离颅骨膜,直达眶上缘,凿断眶上孔下缘骨桥,游离眶上血管神经束。②继续分离眶内骨膜,达眶内 1.0cm。③在额骨颧突处,切开颞深筋膜浅层,在颞深筋膜深浅层之间进入颧骨弓的骨膜下,分离颧骨的外表面和内表面及下缘的骨膜。④颧骨弓分离的前缘达眶外侧缘,颧骨弓分离的后缘在颞颌关节前方。⑤颧骨下边缘的骨膜与咬肌附着点相连,不易分离,需用弯形骨膜剥离子剥离。⑥在颧弓与上颌骨相连区域的后方用骨膜剥离子分离上颌骨颧突后的骨膜,及上颌骨翼突的部分骨膜。⑦在眶下外侧,分离上颌骨颧突前方的骨膜。

本术式⑤、⑥、⑦步骤的骨膜分离操作不易,可采用口内切口。特别是患有淋巴管瘤、血管瘤或骨纤维结构发育不良的颧弓肥大患者,可采用口内附加切口。这对颧弓下缘及上颌骨颧突内、外侧骨膜分离的暴露较为方便。上述操作完成后,颧弓前面、内面、下面及上颌骨颧突前面、内面的骨膜沟已被分离,颞肌前方的附着区被游离。

4.颧骨截骨,颧弓缩小(3处截骨)

(1)颧弓前方截骨:在额骨颧突及上颌骨颧突中部,距眶腔外侧缘 0.6～0.8cm 处,于垂直方向截断颧骨。

(2)颧弓后方截骨:在颞下颌关节前方 0.6～0.8cm 处,截断颧弓后方。

完成(1)、(2)步骤截骨后,颧骨已完全游离。有时颧弓下缘骨膜不完全分离,则颧骨下方有软组织相连的蒂部,可提供切断颧骨的血供。

(3)上颌骨颧突截骨:在完成上述截骨后,有时颧弓下部尚显得凸出,即面中 1/3 前凸矫正尚不明显,我们创造了进行上颌骨外侧方截骨使面部轮廓美化,但需注意切勿切开上颌突,慎勿损伤眶下神经。

(4)颧骨旋转移位及固定:将截下的颧骨向上提起 1～1.5cm,使部分颧弓骨充填于颞窝,并向后旋转 15°～30°,而使凹陷的颞窝部分显得丰满、平坦、自然。从上颌骨颧突取下来的一块楔形骨片可遗弃,或插到旋转的颧骨及额骨颧突截区之间,用细钢丝或微型钢板螺丝钉固定上提及旋转的颧骨。

5.骨膜下除皱 完成颧骨截骨,颧弓缩小的操作后,提紧上半面皮肤、SMAS及骨膜,剪除多余头皮皮肤,以达到骨膜下除皱的目的。颧弓缩小加骨膜下除皱的手术效果远比一般性骨膜下除皱效果为优,这是由于颧弓缩小手术进行了上半面部广范围的骨膜下分离,使上半面部皮肤、肌止点及 SMAS 松弛得到矫正,而且因为颧弓上移,颧弓下缘附着的软组织也提紧,所以达到了上、下面部全面提紧的效果。

(七)单侧性颧弓肥大的缩小整形

单侧性颧弓肥大是因体表肿瘤,如血管瘤、淋巴管瘤所引起,需要同时切除血管瘤、淋巴管瘤。对这类患者,术前应仔细进行 X 光平片、CT 及三维 CT 片分析,在了解了血管瘤侵犯骨的范围后再进行手术,必要时作被侵蚀的颧骨截除。

上颌骨的骨纤维结构发育不良,常引起一侧颧骨肥大、两侧面部不对称。确诊后可采用冠状切口加口内切口,作肥大侧颧弓截骨缩小整形,同时对患侧上颌骨前突部分进行片状截骨,手术效果良好。手术过程中遇有出血,可采用纱布进行暂时性填塞。

(八)术后处理

面部帽状腱膜下置负压引流,并包扎 3 天。术后常规使用抗生素 5 天,8～10天拆线。

(九)并发症的预防及处理

1.出血　颧弓缩小整形手术可发生头皮切开及颞浅血管切断后的出血,这些出血表浅,易于控制。在分离颧弓前后骨膜及颧弓截骨时,也容易发生出血,多半在颞深筋膜深、浅两层分离时,易发生颞深静脉损伤出血,应予控制。遇有出血较多而不易控制时,可采用明胶海绵充填或纱布充填压迫,可达到止血的目的。

2.面神经损伤　在学者数十例的颧弓缩小整形中,没有发生过面神经损伤的并发症。因此,只要手术医师熟悉面神经解剖,是可以避免这种并发症的。面神经颞支或颧支容易发生损伤,术中注意头皮切口是在耳前起始,并在颞浅筋膜下及帽状腱膜下分离头皮,颞支即不会损伤。颧支损伤往往是因为在分离颧骨骨膜时损伤了颧弓下方 1cm 范围内的软组织,颧支在此横行向前方,所以在分离颧弓骨膜时,应用骨膜剥离子仔细分离骨膜,不要损伤下方的神经。

3.术后张口困难　因颧弓截骨或骨膜分离时伤及颞下颌关节,或是因为截骨后骨固定不良,可影响颞下颌关节的活动。

4.术后面部轮廓不良　颧弓高耸肥大的受术者,常伴有下颌角肥大,应同时设计进行下颌角缩小整形,否则即使颧弓缩小了,下颌角肥大仍存在,面孔呈倒梯形,会让人产生不快。

二、颧弓扩大整形

(一)概述

颧弓扩大整形是西方民族施行的一种术式,这是因为西方人面容中 1/3 没有明显的标志性凸出,所以就有人要求进行颧弓扩大整形。由于外伤性颧骨骨折、颧部凹陷,也可进行颧骨扩大及再造整形。在颅面畸形中,Treacher-Collins 综合征畸形以颧眶发育不良为特征,也以矫正眶颧畸形为主要内容。其方法也是颧骨扩大整形及眶发育不良的眶扩大和再造。作为美容性质的颧弓扩大整形,主要是采用自体组织或代用品种植。

（二）手术切口及颧弓扩大方法

颧弓扩大整形最常用口内切口，也可用耳前切口或冠状切口，尚可采用睑下缘切口等。手术方法根据手术切口及种植材料而有所区别。

1.颧骨截骨植骨颧弓扩大整形　手术方法类同颧弓缩小整形，多半采用冠状切口或口内切口，该切口手术暴露较好，颧骨截骨植骨时骨固定较易操作。切开皮肤，暴露帽状腱膜及眉弓嵴，在骨膜下分离，暴露颧骨，于额骨颧突及上颌骨颧突处截骨，并在颧骨后给予部分截骨或完全截骨，使颧骨弓扩大，于前方植骨，颧骨截骨植骨处以微型钢板固定。

2.组织代用品移植颧弓扩大整形　可采用耳前小切口及下睑缘切口，在眶下缘骨膜下分离放置组织代用品。常用的植入假体有硅橡胶颧弓假体、颧弓膨体聚四氟乙烯，以及颧弓多孔聚乙烯，上述3种高分子化合物都有颧弓假体成品出售。另外亦可用块状种植物根据所需的形态进行塑形植入。

三、下颌角肥大方形面孔整形及颏成形

对下颌角的形态，东方人与西方人的审美观点有所区别，东方女性希望下颌角圆而隐蔽，正如东方四大美女西施、貂蝉、杨贵妃、王昭君的面部轮廓一样呈卵圆形。下颌角肥大使面部呈方形，方形面孔或下颌角肥大是女性男性化的面容；颏部的美学形态是圆形，似靴形头部，轻度前倾，因此要求改变方形面部轮廓进行下颌角缩小，或进行颏成形，是为了使面部轮廓显示女性妩媚、清秀、恬静、和善、温柔的外貌，这是东方人美容整形的重要内容。使方形面孔整形成卵圆形面孔，可以通过下颌角缩小整形、咬肌肥大整形及颊脂肪垫摘除等得到矫正。

（一）下颌角缩小整形

1.适应证　下颌角骨性肥大、咬肌肥大。

2.手术设计　手术设计时需与受术者取得下颌角缩小范围的共识。电脑模拟设计是一较为客观的方法，可进行下颌角正、侧位片摄片以估计下颌角切除范围，但手术医师应在术前就使受术者认识到：手术设计只能是手术结果的预测，不能用手术结果来对手术设计进行分分毫毫的检测，因为手术过程中会使手术设计的有些内容不能完全达到；而双侧下颌角经过手术后应该缩小，并且两侧应该相对对称，这是手术设计及手术结果应达到的共同目标。

3.术前准备

(1)摄头颅正、侧位片及下颌骨全景片，检查下颌角肥大程度及咬肌肥大状况。

(2)行下颌角缩小整形电脑模拟设计。

（3）作洁齿准备。

（4）术前应用维生素 K_1 10mg 肌内注射,每日 1 次,连续 3 日。

4.手术方法

（1）麻醉:采用全身麻醉气管内插管,经鼻腔插管,或在局部麻醉下手术。全身麻醉也应在切口区注射 0.1％～0.25％利多卡因加 1:20 万～1:10 万的肾上腺素,以减少出血。局部麻醉:口外切口采用 1％利多卡因加 1:10 万或 1:20 万的肾上腺素,作下齿槽神经阻滞,每侧注入 1.5～2.0ml 局部麻醉药液,并采用0.5％～1％的利多卡因加 1:10 万或 1:20 万的肾上腺素,在下颌支颊粘膜作浸润麻醉。

（2）手术切口:有口内切口、口外切口、口内切口加口外小切口等 3 种形式。采用口内切口或口内切口加口外小切口两种方法较好,但手术操作较复杂。口外切口是下颌角后方切口,因局部切口瘢痕明显,当今已很少采用。

（3）手术步骤

①下颌角截骨:在下颌支前方龈颊沟区切开粘膜,直达下颌角骨膜下,长 3～4cm。用骨膜剥离子在骨膜下分离咬肌,于下颌支后缘、下颌角后缘及下颌体近下颌区的咬肌附着处进行分离,并用下颌缘骨膜剥离子,分离下颌内侧缘肌附着区。此区域的骨膜及肌肉附着区很难分离,有时需借助于一下颌后方口外皮肤小切口,长约 0.5cm,伸入 4mm 的骨膜剥离子分离下颌角后方的肌附着点。用细柄长摆动锯,从口内作下颌角斜形截骨,一般截除 3.5～4.0cm 长、1.5～2.5cm 高的下颌角。也可选用来复锯,从口外小切口伸入,截除下颌角。为防止口外切口因来复锯灼伤皮肤,可在来复锯柄套以导尿管或塑料管。另外尚有采用下颌角垂直矢状截骨,或倒"L"形截骨,以达到下颌角缩小的目的。截骨后仔细止血,加压包扎,如有口外小切口,可安放橡皮片引流。

②部分咬肌切除:在下颌支前方龈颊沟区切开粘膜,直达下颌角骨膜下,长3～4cm。用骨膜剥离子在骨膜下分离咬肌,在下颌支后缘、下颌角后缘及下颌体近下颌区的咬肌附着处进行分离,用长血管钳夹住内层咬肌的上下部分,予以切除,注意切除量和两侧对称性。给予仔细止血,加压包扎,可安放橡皮片引流。

③颊脂肪垫摘除:少数患者可进行颊脂肪垫摘除术。在部分咬肌切除后,或在下颌角骨性肥大截除下颌角后,暴露颊脂肪垫,予以摘除。

（二）颏成形

颏成形用于颏部后缩者,可采用下颌骨颏部截骨前移颏成形或假体植入颏成形等手术方法。

1.下颌骨颏部截骨前移颏成形

(1)麻醉:用1%～2%的利多卡因加1：20万的肾上腺素行双侧下齿槽神经阻滞麻醉。

(2)切口:切开颏部唇颊沟粘膜,直达肌肉及骨膜。在齿龈边缘留有1.0cm的粘膜及其下方的肌肉,便于手术结束创口闭合时的缝合。

(3)截骨前移颏成形:用骨膜剥离子分离颏部骨膜达颏部下缘,造成左右5～6cm长的下颌骨暴露区,用来复锯或摆动锯作颏部截骨,使颏部截骨前移,用微型钢板螺丝钉固定,或钢丝结扎固定。颏部前移范围应根据患者的缺陷情况而随机设计。遇有颏部后缩又短小者,可采用颏延长,即在颏部截骨时于截骨间隙中植入骨片,用微型钢板螺丝钉固定,或钢丝结扎固定。缝合肌肉及粘膜,加压包扎。

2.假体植入颏成形   除了截骨前移颏成形外,也可采用假体植入颏成形。

(1)麻醉:用1%～2%的利多卡因加1：20万的肾上腺素行双侧下齿槽神经阻滞麻醉。

(2)切口:切开颏部唇颊沟粘膜,直达肌肉及骨膜。在齿龈边缘留有1.0cm的粘膜及其下方的肌肉,便于手术结束创口闭合时的缝合。

(3)制造颏部假体植入间隙:用骨膜剥离子分离颏部骨膜达颏部下缘,造成左右5-6cm长的下颌骨暴露区,植入假体。假体有硅橡胶颏成形假体、聚四氟乙烯颏成形假体,以及多孔聚乙烯颏成形假体等。缝合肌肉及粘膜,加压包扎。

第五章 耳部

第一节 小耳畸形

先天性小耳畸形：是胚胎发育期受多种因素的影响，使第一鳃弓和第二腮弓表面的 6 个丘状隆起异常融合，从而导致耳廓形成不完全。

一、诊断标准

1.原因 尚不明确，可能与妊娠期病毒性感染、先兆流产、精神刺激及辐射、有毒有害气体、化学制剂的接触等有关。

2.临床表现

（1）男女发病比例约为 2∶1，单侧多见，右侧与左侧比率约 2∶1，双侧发病率约 10%。

（2）外形常表现为耳廓先天性发育不良，常伴外耳道闭锁、中耳畸形和颌面部畸形。

（3）患者常合并其他畸形，如单侧颅面短小综合征，面神经额支或其他分支缺陷，尿道下裂，先天性唇、腭裂、蹼颈，眼-耳-脊柱发育异常，Goldenhar 综合征等。

（4）根据其发育不良的程度进行分类。常用分类法有 Marx 提出的四度分类法（表 5-1）和 Nagata 根据不同再造的临床分类法，即耳垂型（仅残留腊肠或花生状耳垂）、耳甲腔型（残留耳甲腔、耳屏、对耳屏和耳屏间切迹、耳垂、外耳道有或无）、小耳甲腔型（残留小的耳甲腔和耳垂）。

表 5-1 小耳畸形的四度分类法

分度	临床表现
Ⅰ度	耳廓各部分尚可辨认，有小耳甲腔及耳道口，只是轮廓较小耳道内面常为盲端
Ⅱ度	耳廓多数结构无法辨认，残耳不规则，呈花生状、舟状和腊肠状等，外耳道常闭锁
Ⅲ度	残耳仅为小的皮赘或呈小丘状，或者仅有异位的耳垂
Ⅳ度	耳廓完全没有发育，局部没有任何的痕迹，又称无耳症

二、治疗原则

1.非手术方法 用塑料或硅胶材料制成义耳,通过与眼镜相连佩戴。无感觉。

2.种植桩义耳 分两期手术。第一期:在患侧乳突区骨内种植4个左右种植钛钉,待钛钉与骨完成骨结合(约3~6个月);第二期:将已制作好的义耳与种植钛钉连接。

3.经典的全耳再造术 Tanzer-Brent方法(四期法),基本步骤是:

(1)以健耳为基准,切取肋软骨,制作耳支架。

(2)在患侧相应部位的皮下埋支架。

(3)将移位的耳垂复位。

(4)掀起耳支架,移植皮片于其后面及乳突区创面。

(5)重建耳屏,加深耳甲腔。

(6)修正残存组织,整耳调整。

4.一期法全耳再造术 患侧乳突区掀起蒂在前的皮瓣,再在其深层掀起筋膜瓣;切取自体肋软骨和中厚皮片,雕刻肋软骨成耳软骨支架形态;将支架植于已备好的两瓣之间,用两瓣将其包裹,耳后面和乳突区遗留的创面植皮。

5.扩张法全耳再造术(二期法) 手术分二期。一期在乳突区皮下组织层内埋置扩张器,进行及皮肤扩张;二期手术(步骤基本类似一期全耳再造术):扩张器取出、扩张皮瓣转移、自体肋软骨支架移植、中厚植皮术;三期手术:再造耳修整、耳甲腔加深、中厚植皮术。

第二节 多耳畸形

多耳畸形是先天性外耳畸形中较为罕见的一种类型。耳屏区域出现呈圆隆外观、较小的耳前的赘生物通常不被视为多耳畸形。

一、诊断标准

1.原因 先天畸形。

2.临床表现 主要表现为耳屏区域出现复杂的增生异常,增生物具有一定的耳廓形态结构,甚至接近后方耳廓大小。后方耳廓再大小和形态上可以表现为正常,也可以具有一定的畸形。后方耳廓和前方的增生物有时呈镜像外观,又称为镜像耳。

二、治疗原则

(1)重建耳屏和充填凹陷畸形,适用耳屏组织较大和存在凹陷畸形。

(2)"Z"成形术,矫正耳垂位置。

(3)耳廓复合组织游离移植,适用耳廓较对侧小时,采取健侧游离复合组织移植修复患侧。

第三节　问号耳

问号耳畸形主要特点为耳廓中下部的耳轮和耳垂之间出现裂隙,耳廓分为上下两部分,耳轮延续性中断,耳舟部分缺失。耳廓上部分往往呈现招风耳特征,甚至折向颊部。耳垂可以减小,严重者完全消失。Cosman 首先使用了"question-markear"描述这种耳廓畸形,因此问号耳也被称为"Cosman"耳。国内学者根据耳廓畸形特征状如蝴蝶,提出"蝶形耳廓"称谓。

一、诊断标准

1.原因　先天畸形。

2.临床表现　主要特点为耳廓中、下部的耳轮和耳垂出现裂隙,耳廓分为上、下部分,耳轮延续性中断,耳舟部分缺失。耳廓上部往往呈现招风耳特征,甚至折向颊部。耳垂可以减小,严重者完全消失。

3.分型

Ⅰ型蝶形耳廓畸形:耳廓中、下部缺损较轻,耳轮、耳舟、对耳轮向下的自然延续中断,耳廓中部呈"切迹状";耳廓中上部耳颅角增大,腹侧面甚至贴近耳屏。

Ⅱ型蝶形耳廓:耳廓中下部缺损较明显,耳垂部分存在但稍小,与上部耳廓的延续明显中断,耳廓中、上部较正常耳廓宽大,属蝶形耳廓畸形中最具代表性的类型。

Ⅲ型蝶形耳廓:耳廓中、下部缺失严重,呈现为部分耳廓、耳垂缺失;耳廓中、上部宽度加大;耳轮无正常卷曲形态,对耳轮及其前、后脚发育不良,三角窝、舟状窝消失,呈现一片平整的弧面薄壳,状如贝壳,耳颅角明显增大。

二、治疗原则

1.Ⅰ型蝶形耳廓畸形　按照招风耳畸形矫正原则矫正。

2.Ⅱ型蝶形耳廓 耳廓中、下部缺损较小,可以通过局部皮瓣转移修复。

3.Ⅲ型蝶形耳廓 缺损组织涉及耳廓软骨以及耳垂组织,修复以组织移植为主,采用软组织扩张器结合自体肋软骨支架的方法。

第四节 隐耳畸形

隐耳又称袋状耳,可为单侧或双侧,表现为耳廓软骨上端隐入颞骨头皮的皮下,上方的颅耳沟变浅或消失。埋入部分可用手指提起拉出,但松开后回复到原位,因此戴眼镜时甚感不便,沐浴时水流易注入外耳道。此外,常合并对耳轮及其后脚皱襞角度过锐,上部耳轮呈锐角卷折,耳舟发育不良等畸形,以至耳廓上半部分宽度不足。

一、诊断标准

1.原因 先天畸形。

2.临床表现 耳廓上部即外耳轮至耳轮脚的部分埋藏在颞部皮下,颅耳沟消失。用手将埋藏部分耳廓向上牵拉,能显示耳廓的全部结构,展现外耳耳廓的正常形态,松手后回缩至原位,恢复畸形。

二、治疗原则

(1)1岁以内可保守治疗,佩戴特殊形状支架治疗。

(2)1岁以后可采用"V-Y"推进术适用于畸形程度较轻、皮肤组织缺损较少的病例,于耳廓轮廓上方做"V"形切口,充分分离松解隐藏的软骨深层,向侧前方推进"V"形皮瓣,形成创面呈"Y"形缝合。对隐藏范围较广者,可采用"W"形切口,或多个连续的"V"形切口,缝合后成多个"Y"。

(3)松解植皮方法于隐藏耳廓软骨轮廓上方做切口,彻底松解软骨,掀起耳廓上极,出现的创面用植皮覆盖。

第五节 猿耳畸形

猿耳指耳廓的耳舟部分的耳轮后脚后方又出现一个对耳轮脚,呈现为三个对耳轮外观。

一、诊断标准

1.原因　先天畸形。

2.临床表现　主要表现为耳廓外上部异常突出,耳轮沟消失,在耳轮缘与对耳轮上脚之间形成异常的第三对耳轮。

二、治疗原则

通常需手术治疗,方法可采用局部"Z"改形,外耳轮楔形切除、第三对耳轮软骨翻转、第三对耳轮推进耳轮上脚成形和第三对耳轮楔形切除等方法,主要目的是消除外耳轮上部的尖角畸形,消除第三对耳轮,重建对耳轮上脚和舟状窝。

第六节　招风耳畸形

正常耳廓的耳甲后壁与颅侧壁垂直,耳舟与耳甲后壁构成的舟甲角约为90°。招风耳主要由于舟甲角过大所致,甚至接近180°,三角窝和舟状窝形态不清晰甚至消失。耳廓上端与颅侧壁距离超过2cm,耳廓整体与颅侧壁夹角超过30°,耳廓呈现显著向外侧耸立突出之状,以上部为明显,故也称为外耳横突畸形。

一、诊断标准

1.原因　先天性畸形。

2.临床表现

(1)多见于双侧,但不完全对称。

(2)耳廓平坦,主要表现在耳廓上半部分,与颅侧壁呈近似直角。

(3)对耳轮发育不全,耳甲深大,耳甲与耳舟之间的角度趋于平坦,耳舟及对耳轮正常解剖形态消失。

二、治疗原则

招风耳矫正术:在平坦的耳廓后面,相当于对耳轮的位置上做切口。沿拟成的对耳轮的方向做数条互相平行的软骨全厚切口,必要时增加数条垂直切口。然后将最外侧切开缘软骨与最内侧切开缘缝合在一起,使耳廓向后弯折并形成对耳轮。根据皮肤堆积程度,梭行切除部分皮肤。对耳软骨柔软的患者,可采用埋线治疗。

第七节　杯状耳

杯状耳主要畸形特点是耳廓上部耳轮和耳舟向前下方卷曲,状如杯状。由于耳廓上部呈帘幕状垂落,致耳廓高度降低,又称位垂耳。杯状耳主要由于耳廓周缘的长度不足,发生紧缩所致,故又称为环缩耳。畸形轻者仅表现为局部耳轮较宽,向前下方呈锐角弯曲。中度杯状耳畸形者,耳轮缘弯向耳甲腔,对耳轮及其后脚发育不良或不存在。最严重者耳廓卷缩几乎成为管状。

一、诊断标准

1.原因　先天性畸形。

2.临床表现

(1)耳廓卷曲,轻者只是耳轮的自身折叠,重者整个耳廓上部,即耳轮悬垂如兜帽状,直至遮盖外耳道口。

(2)耳廓前倾,即招风耳,但与单纯的招风耳畸形有所不同。耳舟、三角窝变窄甚至消失,对耳轮上、下脚变钝甚至消失。

(3)外耳廓变小,主要是耳廓长度变短,耳廓上部分位置前移,使耳轮脚低于耳屏垂线前面;严重者整个软骨支架和皮肤均减少。

(4)耳廓位置低,严重者常伴有颌面畸形。

二、治疗原则

轻度的杯状耳,可以按照招风耳的治疗原则进行治疗,耳后需要去除部分皮肤,同时进行耳廓软骨塑形。较重的杯状耳可以采用对侧耳廓复合组织移植治疗。重度的杯状耳按照耳甲腔型小耳畸形进行耳廓再造。

第八节　继发性耳畸形

由于外伤、软骨炎症、肿瘤切除术后和烧伤等,造成耳廓的部分或全部缺损。

一、诊断标准

1.原因　继发性耳畸形往往发病原因明确,外伤包括车祸伤、刀伤、咬伤和类似拳击运动员发生的击打伤,分为部分和全部耳缺损。击打伤累积可造成耳廓皮下血肿机化形成弥漫性软骨炎,最终导致耳廓全部结构变形,甚至消失,形成"菜花"样畸形结构。肿瘤切除常见于基底细胞癌和血管瘤切除术后导致的医源性耳畸形。烧伤常直接导致部分或全部耳缺损,创面瘢痕愈合则常常出现瘢痕挛缩引起继发耳畸形。

2.临床表现　继发性耳畸形的临床表现比较鲜明,诊断并不困难,畸形的主要表现为耳缺损,根据缺损的大小和严重程度分为:

(1)小部分皮肤撕脱缺损、缺损部位软骨结构完整甚至拥有完整的软骨膜:多见于不严重的车祸外伤。

(2)小部分耳廓:多见于咬伤、不严重的刀伤和小面积的基底细胞癌切除术后。

(3)大部分耳廓缺损(耳廓缺损>1/4):多见于严重的刀砍伤、车祸外伤和面积较大的基底细胞癌切除术后。

(4)耳廓完全缺损:耳廓全部结构基本消失,往往仅残留外耳道。

(5)菜花耳:多见于击打伤、挤压和捻挫等闭合性创伤以及穿耳环导致的弥漫性软骨炎后的继发性畸形。该畸形的主要原因是软骨弥漫性的缺血、坏死、机化,纤维结缔组织的异常增生和收缩导致耳廓表面呈高低不平类似菜花状的改变。

(6)根据缺损部位分为:上1/3缺损;中1/3缺损;下1/3缺损。

(7)烧伤后耳畸形常见为外耳皮肤瘢痕增生,瘢痕可为条索状至片块状不等,瘢痕牵拉耳廓变形。表现为耳轮缺损、部分或整个外耳缺损;耳垂甚至整个耳廓的粘连,面颞部的瘢痕和耳廓的瘢痕连在一起形成隐耳或者桥状瘢痕粘连,多数患者乳突区也为瘢痕组织,严重者甚至耳廓和耳后瘢痕与颅骨粘连,颞部筋膜层破坏,颞部动静脉消失。

二、治疗原则

1.耳外伤急诊处理

(1)皮肤撕脱、软骨膜完好应用游离植皮修复。

(2)小面积缺损,直接楔形切除缝合或行离断复合组织移植术。

(3)大面积离断或完全缺损伤应清创,关闭创面,待后期外耳再造术。

(4)如条件许可,可原位缝合或吻合血管回植。

2.外伤后期缺损修复

(1)菜花耳,轻者剥离变形皮肤和软骨,修薄增厚软骨,舒展皮瓣,严重者皮肤扩张法耳廓再造术。

（2）上 1/3 缺损、中 1/3 缺损和下 1/3 缺损均可通过耳后皮肤扩张联合自体软骨支架移植行外耳再造术修复。

（3）烧伤耳畸形，可行瘢痕松解中厚植皮、"Z"改形，"V-Y"改形或外耳再造术等方法修复。

第六章　眼部

第一节　上睑下垂

在平视前方时,上睑覆盖角膜上缘及瞳孔,上睑覆盖角膜上方超过 2mm,可诊断为上睑下垂。上睑提肌的功能减弱或消失,在无额肌收缩或头后仰和眼球上转的情况下,上睑部分或全部遮住瞳孔,可阻挡视线。

一、病因与分类

(一)先天性上睑下垂

先天性上睑下垂绝大多数是由于上睑提肌发育不全,或支配它的运动神经即动眼神经发育异常、功能不全所致。少数病例是由于上睑提肌外角和内角以及上横韧带太紧,或是有过多的纤维黏附于眶隔后壁,从而限制了上睑提肌的运动。

先天性上睑下垂发生在双侧者比单侧多见,部分病例有家族遗传史。上睑下垂可以单独存在,也可能同时伴有其他眼外肌麻痹或不全麻痹,其中最常见的为上直肌麻痹和下斜肌功能不全;也可合并有内眦赘皮、睑裂短小小眼症、眼球发育异常小眼球症、眶距增宽症、斜视和下颌-瞬目现象(Macus-Gunn 现象)等。

由于上睑部分或全部遮住了视轴,为使视轴摆脱下垂上睑的干扰,患者往往蹙额扬眉,通过额肌过分收缩或采取昂头姿势来视物,久而久之,造成额部皱纹增多增深,眉毛上抬,以及不良的仰头习惯,致使颈部肌肉和颈椎畸形,因此,先天性上睑下垂原则上应予以及早矫治。早期施行手术可防止儿童弱视。如有下颌一瞬目症状,即有上睑下垂,但咀嚼时眼睑下垂消失,若青春发育期后下垂仍明显,才考虑手术治疗。对于小睑裂症,首先应作内眦赘皮矫正和外眦开大成形术,半年后再矫正上睑下垂。

(二)后天性上睑下垂

1.外伤性上睑下垂　多见于单侧。上睑的撕裂伤、切割伤、产钳伤、眼睑手术,或因上睑外伤后瘢痕增生、水肿等,都可导致上睑提肌功能减弱或消失。一般在伤后半年至1年,瘢痕软化、水肿消退、病情稳定后手术为宜。因为有的组织水肿或肌肉神经损伤仅造成暂时性上睑下垂,经过一段时间,往往会自行恢复,无需手术。

2.神经源性上睑下垂　可因动眼神经的病变所致。其病变的性质可以是发育异常,也可以是外伤、肿瘤、炎症、血管病变及内分泌或代谢性疾病。这种上睑下垂可以单独存在,但大部分伴有其他眼外肌的麻痹,或瞳孔集合运动的异常。它是神经系统疾病的体征之一。

在颈淋巴清扫术后有时会发生支配Muller肌的交感神经受到损害,导致Muller肌麻痹而出现轻度上睑下垂,并伴有眼球轻度内陷、瞳孔缩小、同侧面部无汗和温度增高,临床上称之为交感性上睑下垂或称Horner综合征,可通过可卡因滴眼后下垂好转来确诊。

如为动眼神经麻痹所致上睑下垂者,需在病情稳定6个月后才能手术。伴有其他眼外肌麻痹而有复视者,需矫正复视后才能手术。

3.肌原性上睑下垂　多见于重症肌无力患者。上睑下垂往往是重症肌无力患者的首发症状,或是在相当时间内的唯一表现;常为双侧,但亦可单侧;伴有或不伴有眼外肌的运动障碍。其下垂症状晨起很轻或消失,随着肌肉运动的增加,到下午症状会加重,稍作休息后又好转。在检查时,患者初睁眼时睑裂尚宽大,但迅速乏力而下落。如作药物试验,在皮下或肌内注射新斯的明0.5mg,15~30分钟后下垂好转。重症肌无力所致的上睑下垂并非手术禁忌证。如果肌无力并非进行性而上睑下垂较为固定,也是可以进行手术矫治的。

4.老年性上睑下垂　因老年人皮肤松弛、弹性减退、眶隔薄弱、眶脂脱出、上睑提肌乏力、腱膜出现裂孔,以及在睑板前的附着减少所致。

5.机械性上睑下垂　上睑肿瘤中最为常见的有神经纤维瘤、血管瘤、淋巴管瘤等,还有重症沙眼等都可使上睑重量增加,引起上睑机械性下垂。

6.假性上睑下垂　由于眶内容量减少,如眼球萎缩、眼球摘除、眶底骨折造成眼球后陷等,皆因上睑缺乏支撑而下垂。

7.其他　如睑皮松弛症患者,其眼睑皮肤松弛、过多,悬垂的皮肤可以遮盖外侧或全部睑缘。

二、术前上睑功能测定

手术前做检查,正确判断上睑下垂的性质、类型以及程度等,是选定手术方法、估计手术效果和预测可能出现某种并发症的依据。

（一）上睑下垂程度的测定

单侧上睑下垂者可与正常侧作对比，两眼原位平视前方时，睑裂高度之差，即为下垂量。如为双侧上睑下垂，上睑缘正好位于瞳孔上缘与角膜上缘之间的中间水平线，即覆盖角膜 1.5～2mm。如上睑缘位于瞳孔上缘，其下垂量约为 1～2mm，称为轻度下垂；上睑缘遮盖瞳孔上 1/3，下垂约为 3～4mm，称为中度下垂；如上睑缘下落到瞳孔中央水平线，其下垂量约为 4mm 或 4mm 以上者，称为重度下垂。

（二）上睑提肌的肌力测定

用拇指于眶上压住眉毛，以摒除额肌参与提上睑的作用。令患者向下注视，眼前放一毫米尺，零点对准上睑缘，再嘱患者尽量向上看，睑缘从下向上提高的幅度即为上睑提肌的肌力。注意手指切勿向上或向下压，以免阻碍上睑运动，影响检查的正确性。根据 Fox 统计，正常人的上睑提肌肌力在无额肌参与下为 13～16mm，有额肌参与可增至 16～19mm。肌力分为 3 级：0～3mm 为弱，4～7mm 为中等，8mm 以上者为良好。一般来说，肌力的强弱与下垂程度是呈正比的。外伤性和老年性上睑下垂，下垂明显，但肌力尚好；而有些先天性上睑下垂者，下垂看来不严重，但肌力很差。对不合作的幼儿很难正确测定肌力，可以翻转上睑，观察能否自行复位，肌力弱者，上睑翻转后是不能自行复位的。肌力的强弱，可以作为手术方法选择的依据。如上睑提肌肌力良好或中等，应该选择上睑提肌缩短或睑板部分切除手术。增强上睑提肌的力量来矫正上睑下垂，是合乎生理、美容的需要，并容易达到提上睑的作用。对肌肉力量弱或完全缺失的病例，只能选用额肌作为动力的手术。

（三）上直肌功能测定

嘱患者眼球向各方向转动，然后让其闭眼，用手指强行撑开眼睑，检查眼球能否向上转动。如没有上转，则为缺乏 Bell 现象，如此可推知睡眠时眼球亦不能上转，故不宜作上睑下垂矫正手术，因术后容易发生暴露性角膜炎。如必须手术，矫正量要保守，尽可能减轻或消除手术后兔眼现象。

（四）根据体征和药物来排除有无重症肌无力

Horner 综合征以及下颌-瞬目现象所致的上睑下垂，因为下颌-瞬目现象是在咀嚼时上睑下垂消失，如果采用上睑提肌缩短术或利用额肌悬吊术后症状就会加重，故应将上睑提肌切断后再进行下垂矫正。

（五）上睑有无迟滞现象

上睑提肌作用时，由于内角和上横韧带太紧，或上睑提肌纤维化，致密粘连在眶隔上，可使上睑活动受限，出现迟滞现象。眼球向下注视时，上睑不能随着眼球的下转向下移,对于这种情况,如行上睑提肌松解术,下垂情况可得到矫正。

三、手术方法的选择

Berke RN 曾统计矫正上睑下垂的手术约有一百多种。依据手术方法的原理,可以归纳为 3 大类,即:①缩短或增强上睑提肌力量的手术。此类手术比较符合生理要求。但如经验不足,易发生矫正不足或过度。②借用上直肌力量的手术。由于上直肌与上睑提肌相接近,作用方向也相同,因此被采用。但若术后发生兔眼,上睑缘有成角形凹陷缺陷,则更加重了上直肌的负荷。术后眼外肌因不平衡可发生斜位而引起复视,故除特殊情况外,一般不宜采用。③借用额肌动力的手术。在自然状态下睁眼时额肌肌肉张力增加,向上看时张力更大,闭眼时张力减小,故最适合替代上睑提肌功能。

每一种手术方法都有其适应证。正确掌握各种手术方法的适应证,选择最适合于患者的术式,才能获得较为满意的疗效并减少并发症。

(一)上睑提肌松解术

上睑提肌松解术适用于轻度先天性上睑下垂,上睑有迟滞现象者。

方法:皮肤入路同重睑成形术。切开皮肤、皮下,剪除睑板前眼轮匝肌,暴露睑板前筋膜,将切口上唇皮肤稍稍向前牵引,可见睑板上缘之腱膜与眶隔间有一沟状凹陷(如向上牵引,则因眶隔脂肪向下脱垂,此沟不明显)。用眼科小剪刀沿此沟紧贴眶隔后壁向上分离,将纵形的贴附于眶隔后壁的肌纤维剪断,分离宽度应达内、外角,深度应达上横韧带。将异位附着的上睑提肌腱膜与眶隔后壁充分松解分开,此时嘱患者张眼平视,可见上睑明显上提,然后将松解游离出来的腱膜断端褥式缝合于睑板上缘,以避免断端与眶隔后壁再次粘连。如果当时检查上睑上提效果还不够满意,可于上横韧带后面再向上分离,使与上斜肌肌腱分开,然后剪断韧带两侧,解除对上睑提肌的节制。按重睑成形术式缝合皮肤。

(二)睑板-结膜部分切除术

睑板-结膜部分切除术适用于上睑提肌肌力在 8mm 以上、下垂量在 1.5~2mm 的轻度先天性上睑下垂,肌力良好的老年性上睑下垂,以及 Horner 综合征。因此征是由于 Muller 肌麻痹引起,所以上睑提肌肌力是良好的。

1.经皮睑板-结膜切除术 术前眼内滴 0.1% 丁卡因 2~3 滴,按重睑成形术皱襞画线、切开和分离。剪除一条睑板前眼轮匝肌,显露睑板前筋膜,再用亚甲蓝标出睑板切除的位置和宽度,其宽度与下垂量之比为1:1。但根据学者的临床经验,一般认为切除量应为下垂量加 1~2mm。切除长度为睑板全长,中间宽两端窄。

切除部位在睑板中部,不能破坏上睑提肌腱膜在睑板上缘的附着,更不能破坏睑板在睑缘的支撑。睑板的切除量不能超过睑板宽度的 $50\%\sim60\%$,否则会并发睑内翻。睑板切除时,应先设计切除范围,并在上睑下方衬入护板。切除睑板一结膜组织,切口可用 6-0 可吸收缝线或 8-0 尼龙线缝合,注意缝线勿穿透结膜。按重睑成形术进行皮肤切口缝合。对老年性上睑下垂,尚可同时切除松弛下垂的多余的上睑皮肤。

2.结膜切口睑板-结膜切除术　作上睑皮下和结膜下浸润麻醉,用牵引线翻转上睑,暴露睑板轮廓。按上述原则画出睑板-结膜切除的宽和长度以及切除的部位。按画线切除睑板和结膜,不涉及睑板前的眼轮匝肌,切口连续缝合,两端线头分别从上睑鼻侧和颞侧引出后向上固定于皮肤。术后 3 天抽除缝线。术后眼内要涂眼膏,因为缝线有刺激性。

(三)睑板-结膜-Muller 肌切除术

睑板-结膜-Muller 肌切除术适用于上睑提肌肌力在 10mm 以上、下垂量在 $1.5\sim2$mm 的病例。在局麻下牵引翻转上睑,用齿镊夹住睑板向下牵引,暴露睑板上缘及穹隆结膜,用亚甲蓝标出需要切除的量。Mc Cord 提出 Horner 综合征的切除量等于下垂量,而学者对 Horner 综合征的病例,设计切除量大于下垂量 0.5 倍;后天性上睑下垂,肌力在 10mm 以上者,切除量为下垂量加 3mm;先天性上睑下垂,肌力在 10mm 以上者。如下垂为 3mm,肌力为 13mm,查图得增加切除量为 7mm,则总切除量为 $3+7=10$mm。睑板切除的量不能大于切除总量的 $50\%\sim60\%$。

可用缝合试验法来确定切除量,即在睑板上缘及穹隆部结膜缝合一针,再在睑板中央缝合一针,将缝合的两针缝线结扎,测试下垂矫正情况,并作必要的修正。然后按两缝合线间的印记,切除部分睑板、睑结膜和 Muller 肌。由于事先在切除端的上方贯通缝合有一牵引线,所以在组织切除后,切端上方的组织不会收缩脱落。结膜创缘作连续缝合,术后 7 天拆线。

(四)经皮肤的睑板腱膜切除术

经皮肤的睑板-腱膜切除术适用于肌力在 10mm 以上的先天性上睑下垂,以及肌力良好的后天性上睑下垂,如老年性上睑下垂和 Horner 综合征。切除量的计算同上述。于上睑皮下及穹隆部结膜下作浸润麻醉。按重睑成形术常规操作,于上睑皱襞处切开皮肤、皮下,切除睑板前方眼轮匝肌。如皮肤较松弛,可同时切除一条松弛的多余皮肤。根据术前计算,用亚甲蓝标出睑板和腱膜切除的位置和宽度。上睑下方衬以垫板,切除睑板、腱膜,其中包括结膜及 Muller 肌。睑板、腱膜切口用可吸收线或 8-0 尼龙线作 3～5 针褥式缝合。注意缝线勿穿透结膜，皮肤切口按重睑成形术缝合，术后 6 天拆除。

（五）上睑提肌缩短术

上睑提肌缩短术适用于肌力在 5mm 以上的先天性、老年性、外伤性或其他类型的中度上睑下垂病例。此术式在于增强上睑提肌的肌力，所以比较符合生理要求，术后效果也较理想。但如果病例选择不当，上睑提肌功能极差或全缺失者，勉强作大量肌肉切除或折叠前移，术后往往会造成明显的睑裂闭合不全和上睑迟滞现象。

手术的关键在于肌肉缩短量的测定，而肌肉的缩短量也必须依据肌肉的弹性和肌力的强弱来定。譬如同样的下垂量，由于肌力不同，则肌肉的缩短量也不同。一般而言，每矫正 1mm 下垂量，需缩短 4～6mm 以上的上睑提肌。例如对于下垂量同为 4mm 的患者，若肌力在 4mm 者，应以 1∶6 计算，其缩短量为 24mm；如肌力为 7mm 者，可以 1∶5 计算，缩短量为 16～20mm；如肌力在 8mm 以上者，则缩短量以 1∶4 计算，约为 12～16mm。所以根据不同肌力，术中上睑缘矫正的高度也要有所升降。手术中用上述的两针缝合测试法，有助于确定上睑提肌缩短的量，但一般以过矫比正常位置上提 1mm 为妥。

术式有内外路结合，以外路经皮肤切口为主的上睑提肌缩短术，以及经结膜的上睑提肌缩短术。前者的优点是解剖标志清楚、暴露良好、缩短量易于测定，术中发现有睑缘切迹、内翻或弧度不佳等情况也易于调整，是目前最常采用的一种术式。后者由于手术野暴露较差，肌肉缩短量较少，而且对泪腺、副泪腺的影响较大，故目前不常采用。

现将内外路结合，以外路经皮肤切口的上睑提肌缩短术叙述如下。

如为单侧上睑下垂者，应按对侧上睑皱襞高度和弧度用亚甲蓝标出上睑皱襞线。健侧为单睑（即单眼皮者），应同时作重睑成形术，以达到术后两眼外形对称。于上睑下方衬一护板，按画线切开皮肤、皮下，深达眼轮匝肌深面，剪除一条睑板前眼轮匝肌，暴露睑板全长及其上缘上睑提肌附着处。将切口上唇之皮肤向前牵拉，于睑板上缘可见一沟状凹陷，用剪刀沿此沟向上分离，将腱膜与眶隔后壁分开，也可打开眶隔，切除脱出之脂肪，充分暴露上睑提肌。然后于睑缘缝一牵引线，翻转上睑，暴露睑板上缘和上穹隆结膜，于穹隆部结膜下注射少量局麻药，目的是使 Muller 肌和结膜分离，易于剥离。局麻药中勿加肾上腺素，以免引起 Muller 肌收缩，影响下垂矫正量的观察。在睑板上缘，穹隆部结膜的内、外眦部各作一 3mm 长的纵形切口，用虹膜复位器或显微外科细长血管钳伸入外眦部结膜切口，在结膜下进行钝性分离,将 Muller 肌和结膜分开,直到血管钳自内眦部切口出来。引入一条细橡皮片,橡皮片置于穹隆部结膜与 Muller 肌之间,然后将眼睑复位,在睑板上缘内外眦部纵形切开腱膜约 5mm,此切口应与穹隆部结膜切口相对应。从两切口处将橡皮片的两端引出,由此,橡皮片所提起的即为上睑提肌腱膜和附着于它后面的 Muller 肌。于此两切口内伸入一肌肉镊或细长血管钳,将上睑提肌腱膜和 Muller 肌锁住。在睑板上缘和肌肉镊之间切断上睑提肌和 Muller 肌,向下牵引腱膜和 Muller 肌,并切断内角和外角。在 Muller 肌下方分离达所需高度,注意勿将结膜分破。在腱膜前面向上分离至暴露上横韧带。此韧带是上睑提肌近眶缘处的肌鞘增厚部分,通常位于上睑提肌前面或包围着肌肉。韧带的颞侧部分扩展到眶部泪腺,鼻侧部分与滑车筋膜相连。贴着韧带后面向上分离达上斜肌肌腱。此时将肌肉镊向下牵拉可测试肌肉弹性。

根据肌肉弹性,用圆规量出所需缩短的量,用亚甲蓝在腱膜上标出,在标志线的中央、外侧和内侧,引 3-0 丝线作 3 对圈形褥式缝合,将腱膜固定于睑板中下 1/3 交界处。固定完毕必须检查上睑上提的高度和弧度,如不满意,可以调整缝线穿过睑板的高度和缝线结扎的松紧度,或重新调整上睑提肌的缩短量。切除多余部分的腱膜,皮肤切口按常规重睑成形术缝合,术后 6 天拆线。

(六)额肌悬吊术

额肌是上睑提肌的协同肌,是提高上睑的重要肌肉,所以对上睑提肌肌力小于 4mm、下垂量达 4mm 以上的重度上睑下垂,上睑提肌无法利用,只有利用额肌作为上提眼睑的动力。但是对于进行性重症肌无力,或是周围性面瘫,额肌肌力消失的病例,此法是不能施行的。

以额肌为动力的手术方法很多,可以通过中介联系如 PTFE、丝线,及银、钽等金属丝,或阔筋膜、眼轮匝肌纤维和真皮等;也可以将额肌瓣转移或应用眉区额肌筋膜瓣直接与睑板联结,以达到上提上睑的目的。根据学者的临床经验,认为下列手术方法效果较好。

1.阔筋膜悬吊术　可以采用自体筋膜或异体筋膜。自体阔筋膜在大腿外侧切取。如作"W"形悬吊术,则筋膜条取 10~12cm 长、1cm 宽,分成两条,各宽 0.4~0.5cm。如为单侧上睑下垂,则需一半材料。如作筋膜片"U"形或"山"形悬吊术,需取 1.5~2cm 宽、3~4cm 长的阔筋膜片。筋膜上的脂肪要去尽,然后浸泡在庆大霉素或氯霉素液中备用。如用同种异体阔筋膜,则取自死后 6 小时的无感染性疾病或恶性肿瘤的尸体,去除筋膜上的脂肪,用 0.25% 氯霉素溶液漂洗筋膜两次,然后将筋膜条按单眼、双眼悬吊术所需的量,分别装于盛有 0.25% 氯霉素及 1:4000

庆大霉素溶液小瓶中,密封后保存于普通冰箱冻结器中。需使用时,取出小瓶,在室温中待冻块自然融化,然后取出筋膜,再用0.25%氯霉素溶液漂洗一次。

2.筋膜"W"形悬吊术　用亚甲蓝作上睑皱襞标记,一般距睑缘5~6mm。对于先天性重度上睑下垂者,因长期上睑不能上抬,上睑皮肤被拉长松弛,故应适当切除一条皮肤。按标志线切开皮肤、皮下,将切口下方的眼睑皮肤作皮下分离达睑缘,剪除睑板前眼轮匝肌,暴露睑板,在眉上缘相当于瞳孔正中和内外眦位置各作一0.5cm长的横切口,用蚊式钳作钝性分离深达额肌,在护板保护下,将筋膜引针从眉部中央切口穿入,经眼轮匝肌深面,从上睑切口穿出。将预备好的筋膜条穿入引针孔,慢慢抽出引针,由此,筋膜条自眉上中央切口引出。用同样方法将筋膜条另一端从眉上缘外眦切口引出,将筋膜条中央弯折成"V"形,"V"形尖端用3-0丝线褥式缝合固定于睑板中外1/3交界处的腱膜上,并穿透睑板全层1/2,但切勿穿透结膜,筋膜条固定的位置应在睑板中点偏低。用同样方法在上睑的另一半形成另一个"V"字形,固定于睑板中内1/3交界处。如此筋膜条形成一个"W"形,其下方两个尖端各自与睑板中内和中外1/3处联结,上端有4个头,中央2个,两侧各1个留在眉上3个切口外,然后将眉上方的筋膜条在适当拉力下,观察上睑上提的幅度和下垂矫正的程度,用3-0丝线或可吸收的Dexon线将筋膜固定在额肌上。多余的筋膜可以剪除,也可以埋入眉上区皮下。将丝线引出于眉上区皮肤外作3个油纱布钉固定,这样可以加强筋膜条和额肌的粘连,增加拉力。此法也可不作上睑皱襞切口,仅在上睑缘上方2~3mm处作中内和中外1/3处皮肤0.5cm小切口,切口深达眼轮匝肌下,筋膜条在眼轮匝肌深面穿过,固定方法同上述。行皮肤切口缝合,术后6天拆线。

筋膜片"山"形和"U"形悬吊术,只是将筋膜片做成"山"形和"U"形,固定方法同上。

筋膜悬吊在矫正过程中一般需过矫1mm,因为筋膜拉力会像松紧带一样,因活动而减退。

3.额肌筋膜瓣上睑动力再造　用亚甲蓝标出上睑皱襞线,宽约5~6mm,也可切除一条松弛的上睑皮肤。局部麻醉浸润范围,包括整个上睑区和眉上1.5cm。按画线切开皮肤、皮下,分离切口下缘皮肤达睑缘,剪除一条睑板前眼轮匝肌,暴露睑板前筋膜。切口上缘皮肤作一牵引线,向下拉紧牵引线,于皮下,即眼轮匝肌浅层剥离达眉上1cm,两侧到内、外眦,依次暴露眶隔前部和眶部的眼轮匝肌及眉部的额肌和筋膜。在眶上缘下方额肌和眼轮匝肌交织处,横形切开肌纤维,于切口上方,用爱立斯钳将肌肉提紧,或用缝线缝合牵引,在肌肉深面,沿眶上缘骨膜下向上剥离,达眉上 1.0cm,使眉部额肌和筋膜一并掀起,使其可在骨膜上推移。剥离达眶上切迹时,注意保护眶上血管神经束,钝性分离其周围的组织,使眉部额肌筋膜组织可以有较大的上下移动度。将掀起的肌肉筋膜组织在眉的内中 1/3、外中 1/3 交界处纵形切开,形成一个蒂在上方的矩形额肌筋膜瓣,实际上此瓣内尚交织有部分眼轮匝肌纤维。在眶隔部和睑板上缘的眼轮匝肌下方进行分离,形成一宽松的隧道,将额肌筋膜瓣通过眼轮匝肌深面的隧道向下推进达睑板中部水平。这一点很重要,因为这条眼轮匝肌起到滑车作用,否则额肌筋膜瓣直接与上睑皮肤粘连,会影响上睑外形。用 3-0 丝线或可吸收线分内、中、外 3 点将额肌筋膜瓣与睑板中下部作 3～5 针褥式缝合固定,在缝合过程中应调整张力。如为单侧上睑下垂,上睑缘位置应较健侧高 1mm 左右;如为双侧上睑下垂,上睑缘位置应在原位平视时达角膜上缘水平线,一般兔眼为 2～3mm,3 个月后闭合能完善。皮肤切口按重睑成形术方法缝合,但缝线应扣住额肌筋膜瓣。如术中因眶上血管或内眦静脉丛有损伤,出血多,除仔细用电凝止血外,尚可在眉区外侧上方置一橡皮片引流。临床曾有报告因这一手术,术后出血压迫视神经,造成失明的严重并发症。术毕于结膜囊内涂敷多量抗生素眼膏,以免纱布敷料擦伤角膜。包扎外敷料之压力应加在眉区而不是眼部,48 小时后去除外敷料,清洁外眼,结膜囊内每晚睡前要上眼膏,持续到睑裂可以完全闭合,术后 6 天拆线。

此手术方法的优点是取消了中介物,免除了切取阔筋膜的手术步骤。额肌筋膜瓣是一个有神经支配的、有活力的组织瓣,它利用额肌的自然收缩,直接上提上睑,故术后形态自然。因眉区额肌及筋膜与眶部眼轮匝肌有部分交织,所以不会发生肌瓣松弛现象。手术范围距面神经颞支尚有距离,术区除保护眶上血管神经束外无其他重要解剖结构,故手术安全、创伤小。缺点是由于利用额肌替代上睑提肌,故额肌必须有功能才能施行此手术,而且替代的肌肉总不能像上睑提肌一样符合生理功能,术后有上睑迟滞现象,即当眼球下转时,上睑不能随同运动。该手术一般适用于严重的上睑下垂,不能应用于上睑提肌缩短的病例。

4.额肌瓣上睑动力再造　　用亚甲蓝标出设计的上睑重睑皱襞切口,并在眉下缘中部,设计 1.5cm 长的水平切口线,此线位于眶上切迹外侧。行局部麻醉,注意不要采用额部浸润麻醉,以免影响额肌收缩力,不利于术中观察,一般宜作眼眶周围神经阻滞麻醉。

切开上睑重睑皱襞线皮肤和皮下组织,达眼轮匝肌深层,剪除一条睑板前眼轮匝肌,暴露睑板。分离上睑皮肤,使重睑皱襞切口与眉下切口在眶隔后相通,在眉下切口处切开额肌,深达骨膜浅面,注意勿损伤眶上血管神经束。在骨膜浅面疏松组织中,向发际方向分离,同时又在额肌浅面与皮下分离,如此形成一块额肌瓣,它的宽度在 3.5cm 左右,这块额肌瓣的浅面和深面都被分离。将分离的额肌在外侧及内侧由下向上切开,形成一宽度为 2cm 左右的额肌瓣,将肌瓣自眉下的切口拉出,一般额肌下移 1.5cm 达眶缘和瞳孔中点处即可。将额肌瓣从眶隔后引入重睑切口处,用 3-0 丝线将额肌瓣按内、中、外 3 点固定于睑板中下缘水平线,在固定过程中需调整额肌的张力,一般按正常上睑缘位置矫枉过正 1~2mm。切口按重睑成形常规缝合,包扎同上法,眉下切口可作连续或间断缝合,术后 6 天拆线。

此手术方法的优点是直接以额肌为动力替代上睑提肌功能。手术成功的要点是,必须剥离一块能够下移达睑板部的、保留有良好收缩功能的额肌瓣。要在额部作广泛剥离,松解一切妨碍额肌瓣下移的粘连部分,绝不能用切断外侧的方法使额肌瓣下移,因为额肌的支配神经及主要血供来自外侧,一旦切断外侧的神经,会使额肌失去收缩功能而逐渐纤维化。额肌瓣必须在眶隔后引入睑板部,这样额肌瓣的作用力方向改变可更近似上睑提肌的作用方向,有利于提起上睑。手术成功的另一要点是额肌瓣在睑板上固定的位置和张力,一般上睑缘位置应过矫 2mm 左右。术中如发现有"三角眼"、睑球分离等情况,表明额肌瓣在睑板上固定的位置过低,上睑提起过度,或 3 点固定的提升力不匀,需要及时调整。

四、手术并发症的预防和处理

(一)矫正不足

①术前对上睑提肌肌力和下垂量的测量有误,选择手术方法不当。②上睑提肌缩短量或额肌悬吊术中悬吊的高度和张力不够。③上睑提肌或筋膜条、肌瓣与睑板的结合点松脱。第二次矫正手术应在术后 3~6 个月,待肿胀彻底消退、正确判断原因后再进行。

(二)矫正过度

由于上睑提肌缩短过量或悬吊过紧所致,多见于老年性上睑下垂。因为虽然下垂明显,但肌力尚好,所以手术时应略保守。

上睑提肌缩短术后 2 周内,如发现有过矫现象,可用力闭眼作上睑向下加压按摩。对严重的过矫现象,必须重新打开上睑切口,拆除固定缝线,将上睑提肌腱膜退至睑板上缘再缝合固定。如上睑提肌过短,则需用异体巩膜条加于上睑提肌与睑板之间,巩膜的宽度要比需要矫正过度的幅度大 4mm 左右。

额肌或筋膜悬吊的病例,在与睑板固定结合后,多余的肌瓣或筋膜条不要剪除过多,应留有余地。一旦发现有过矫现象,可以把悬吊力量放松。

（三）睑裂闭合不全

任何一种上睑下垂矫正手术,一般认为都应按照矫枉过正1mm设计为好。尤其是先天性重度上睑下垂,筋膜悬吊或额肌瓣悬吊术后,虽然矫正合适,但也可能出现睑裂闭合不全。一般1～3个月后睑裂闭合会随时间推移逐渐减轻和好转,所以在这段时间,晚上睡前一定要上眼膏,以防止角膜干燥。如有严重的过矫现象,睑裂闭合不全大于5mm,必须及时处理。因为睑裂闭合不全最大的并发症是角膜干燥、上皮脱落,甚至可有浸润、溃疡,称之为暴露性角膜炎,严重者视力下降,甚至导致失明,所以术前必须认真检查有无Bell现象。如有上直肌麻痹或伴有下斜肌功能不全,眼球在睡眠时不能上转,致使下方角膜暴露,则下垂矫正手术必须慎作,或尽量保守。术毕,于下睑缝合一针,缝线固定于额部皮肤,关闭睑裂,以防角膜暴露。

（四）穹隆部结膜脱垂

穹隆部结膜脱垂多见于上睑提肌缩短术和严重下垂病例行额肌悬吊术后。手术结束前必须用手术刀柄将上穹隆黏膜向上推移复位。如发现有明显脱垂,可用0号丝线从穹隆部穿过,穿出上睑皮肤,作3处褥式缝合结扎,1周后拆线。过分严重者,应将脱垂之结膜部分切除。

（五）睑内翻、倒睫

此现象主要是因睑板切除过多,及上睑提肌腱膜或额肌瓣、阔筋膜条在睑板上的新附着点过高所致。所以术中要注意固定于睑板的高度应在睑板下1/3平面。如有睑内翻、倒睫情况出现,则应做到:①严重者需打开切口,重新调整睑板上附着点的位置。②轻者可将切口打开,切除1～2mm的切口下唇皮肤,缝合切口时,将切口下唇皮肤提紧,缝针穿过上睑提肌腱膜和睑板层间,以增强外翻力量。

（六）睑外翻

睑外翻是因悬吊术中睑板新附着点固定位置过低,或是由于穹隆黏膜脱垂、睑结膜和球结膜严重水肿所致。轻度者按上穹隆结膜脱垂处理;重者需重新固定在睑板上的附着点。

（七）上睑皱襞不对称

这是由于定点、画线、缝合及下垂矫正不足或过矫等综合因素造成,所以应根据具体情况来处理。常见者为下垂侧皱襞过宽,如为明显矫正不足,则按矫正不足处理;如矫正满意,而皱襞过宽,可能是皮肤切口缝合时挂住睑板的高度太高,应该重新调整。

（八）睑缘有成角状畸形、睑球分离或弧度不佳

这些现象最多见于筋膜悬吊术中各臂长短不等、牵引的力量不匀。额肌瓣悬吊术中悬吊固定的平面不一致，因而张力也不一致，或是固定于睑板上的位置不当。这些情况必须在术中注意观察，及时发现，及时纠正。

（九）感染、血肿

应分别予以对症处理。

（十）失明或眼球穿通伤

无意中刺破眼球、角膜，术后外敷料包扎不当，压力加于睑裂闭合不全且暴露之角膜上，角膜由于敷料摩擦发生上皮脱落、浸润、溃疡，以及手术后出血、球后压迫视神经等，均可导致失明，应分别予以预防和处理。

第二节　重睑成形术

有无重睑皱襞，并非是评价眼睛美不美的唯一标准。中国古代女性的塑像、佛像、敦煌壁雕的飞天、四大美女的画像，都是典型的东方型眼睛。因为当时的历史条件要求女性"忍从"，喜怒哀乐不得溢于言表，"垂眼"才是女性形象的象征，所以单睑细目被称为美。随着时代的进步，女性的地位提高了，因此审美的能力、审美的品位和审美的判断力也随着时间、地点、条件、职业和社会地位的改变发生了变化。现代东方女性追求高加索型的眼型，希望有较薄和宽的上睑皱襞，消除内眦赘皮和上睑臃肿的脂肪，令睑裂增大、睫毛上翘、眼睛富有立体感。由于观念的改变，随着人民生活水平的不断提高，过去 15 年里，尤其是近 10 年来我国重睑成形手术一直居于美容外科手术的首位，占门诊手术总数的 60% 以上。各种创新的、改良的重睑成形手术方法层出不穷。对眼睑的解剖，及重睑皱襞线的形态、宽窄、长短的研究也越来越细，对重睑皱襞形成的机制也有争议，这一切都不断提高了重睑成形手术的科学性和学术性。重睑成形手术是改变眼睑的组织结构，对眼睑外形的重新塑造。眼睑的形态是千人千样，千差万别，但万变不离其宗，塑造也好，改变也好，都不可能脱离求美者眼睑本身固有的条件。忽视求美者的年龄、职业及眼睛和面部各器官间的和谐统一，而一味追求所谓"欧式"眼睛，将会使重睑成形手术变得庸俗不堪及降低它的学术意义。

一、重睑形成的机制

重睑的形成与上睑提肌的附着有密切关系。上睑提肌司提上睑作用，受动眼

神经支配。它起源于视神经孔附近、眶尖肌肉总腱环之上方,在上直肌的上方,沿眶上壁向前行走,在眼球赤道前几毫米处,上睑提肌从水平转为垂直向下,肌腹消失,成为呈扇形展开的上睑提肌腱膜,腱膜在到达上睑板上缘时,与眶隔纤维互相融合。

上睑提肌腱膜有 4 个附着点:①在高加索民族有大股垂直、放射形纤细的纤维穿过眼轮匝肌,附着于睑板前方的皮肤中。东方民族却缺乏这样的纤维附着。②腱膜大部分纤维附着于整个睑板上缘,并伸展到睑板前面中 1/3 和下 1/3 交界处。③上睑提肌的肌鞘附着在上穹隆的结膜。④上睑提肌紧贴眶上壁的中央和侧角,与眶缘一致。前两点与重睑的形成有密切关系。由于上睑提肌收缩,睑板上提,睑板前方的皮肤随之上提,与此同时,附着在睑板前方的腱膜纤维和附着在上穹隆的上睑提肌肌鞘的协同作用,使疏松的上穹隆也提起,因而睑板前方的皮肤被提上嵌入形成一条凹沟,即形成了重睑皱襞,俗称双眼皮。

认为上睑提肌腱膜纤维穿过眼轮匝肌附着于睑板前方皮肤中,肌肉收缩,睑板前方皮肤随之上提,形成重睑皱襞,这一理论适合于高加索人种,不完全适合蒙古人种,理由是:

1.美国医生 Bang 认为他在重睑成形术中没有发现上睑提肌腱膜同皮肤之间的结合组织。我国的整形医师对重睑尸体进行组织切片染色检查,未发现上睑提肌有肌纤维分布至上睑皮肤的皱褶处(未提及作过几例尸体检查)。Collin 在显微镜研究中报告,上睑提肌腱膜纤维止于眼轮匝肌间隔,而不是皮内。

2.上睑皮肤分眶部和睑板前部,如果前者质地厚和硬,后者薄和软,这种厚薄、硬软不同的情况,使上睑皮肤在睁眼时形成一条皱襞。

3.眼轮匝肌也分眶部和睑板前部,如果前者厚,后者薄,这种厚薄间的差异,在交界处可出现皱襞。

4.眶隔脂肪的下界如果在睑板上缘,则睑板上缘之上的眼睑丰满凸起,而其下方平坦,在凸起和平坦两者差异之间也可形成皱襞。

综合以上几点,认为蒙古人种的重睑形成与皮肤质地、肌肉厚薄、脂肪多少等多种因素有关。所以目前提出不作眼睑皮肤和上睑提肌腱膜固定的重睑成形术。

根据学者多年来的临床经验认为,目前对肌肉延伸理论有疑点,应该强调重睑与皮肤和上睑提肌腱膜之间的紧密关系要比肌肉延伸理论更为重要。

对年轻人行重睑成形术,学者多采用眼睑皮肤与上睑提肌腱膜固定,这样形成的重睑皱襞稳定、持久,且深而富有立体感。如腱膜固定的高度高于眼睑皱襞的宽度 1~2mm,可令睫毛上翘,更添神采。

对某些中老年上睑皮肤重度松弛的受术者,她(他)们仅要求健康和自然的眼睑形态,对皱襞深浅无所谓,为了免除皮肤和上睑提肌腱膜固定后淋巴回流滞缓、眼睑水肿时间较长,故可采用眼睑皮肤和上睑提肌腱膜不作固定的重睑成形术。按常规设计皱襞线,切除松弛多余的上睑皮肤,剪除睑板前一条眼轮匝肌,修剪去睑板前脂肪和筋膜,清晰暴露睑板。如果眶内脂肪过多或向前脱出,也可同时切除,使睑板前方皮肤能与睑板充分贴附。切口用7-0尼龙线间断缝合,术后3天拆线。如此形成的重睑皱襞较浅,但很自然,睫毛无明显上翘,术后水肿轻微,恢复快。

二、适应证与禁忌证

适应证:①凡身体健康、精神正常、无心理障碍的求美者,由于睑裂细小、上睑皮肤悬垂于睑缘、睫毛平直,或上睑臃肿的单睑,主动要求手术者;②原为重睑者,由于上睑皮肤、肌肉和眶隔松弛,眶脂下垂,原重睑皱襞下方皮肤松弛,呈多层皱褶,重睑皱襞变浅者;③原本是重睑者,但重睑皱襞窄、浅,睫毛平直,眼睑缺少立体感;④两眼不对称,表现在先天性上睑皱襞一无一有,或两眼皱襞宽窄不一,睑裂大小不一;⑤轻度上睑内翻倒睫者。

禁忌证:①精神不正常或有心理障碍,对自身眼睑条件缺乏认定,而一味追求不切合实际的重睑形态者;②有出血倾向的疾病和高血压症,以及心、肺、肝、肾等重要器官的活动性和进行性疾病的患者,尚未控制的糖尿病和患传染性疾病者;③先天性弱视,内眼或外眼及眼周有急、慢性感染疾患尚未被控制和自愈者;④面瘫睑裂闭合不全者;⑤各种原因的眼球过突,或眼睑退缩者;⑥家属坚决反对者;⑦上睑下垂者。

对于睑裂大、眼睑薄、眼睛的形态与面部各器官间的配合十分和谐的求美者,我们要尽量给以引导和指点,让她(他)们认识眼部美的真正含义,也许重睑术后会破坏她面部整体美的和谐,并让求美者自己作出选择。

三、术前检查和准备

(1)术前应仔细观察睑裂的大小及形状、眼睑是否臃肿、眼睑和眼周皮肤的质地及松弛情况、睑板的宽度、睑缘到眉弓的距离、外上眶缘和眉弓是否过突、泪腺有无脱垂以及有无内眦赘皮。需作术前摄影,以待与术后情况比较。

(2)如有结膜炎、睑缘炎、严重沙眼者,必须治愈后才能手术。眼周有炎症者暂缓手术。术前1天滴抗生素眼药水,一日2次。

（3）详细了解受术者的年龄、职业、心理状态和对手术的要求。

（4）询问健康状况，对有出血倾向病史的受术者要检查血小板和出、凝血时间。对中、老年受术者必要时需测血压和作心电图，如有轻度异常，在术前要对症用药。

（5）避开月经期施行手术。

（6）妊娠前期（3 个月）或妊娠后期（3 个月）暂缓手术。

（7）术前 7～10 天停服类固醇激素和阿司匹林等抗凝药物。

四、重睑皱襞的设计原则

（1）重睑皱襞的宽度取决于睑板的宽度。东方人的上睑板宽度约 7～9mm，故重睑皱襞不宜作得太宽，给人以不自然的感觉。一般女性取 7～8mm，男性取 5～6mm。测量时令受术者轻闭双眼，上睑皮肤不可绷紧，取自然状态。这一点很重要，由于上睑皱襞在皮肤绷紧情况下测量，和在自然状态下测量，因皮肤弹性，会有 1～2mm 的误差。但是对于上睑皮肤松弛者，测量时应将上睑皮肤轻轻抚平，否则在松弛状态下测量，皱襞的宽度会比测量的数据宽得多，术后发生上睑皱襞过高，或切口缝合后上睑皱襞不高；而在切口下方的皮肤必然松弛，睫毛不能向前上外翘，重睑不能完美。

（2）皱襞线的内端离内眦角 5mm，睑裂的内中 1/3 交界处为最宽点，外眦部的皱襞线距睑缘还应再宽 1～2mm，即呈广尾形（或称开扇形），以利于淋巴回流，减少术后水肿。也可使眼梢的外形略向上翘，形如"丹凤眼"，更添眼睛的妩媚和眼神。

（3）皱襞线应与上睑缘弧度平行，且与睑缘全长一致。上睑皮肤松弛者，因要切除一条松弛皮肤，故皱襞线在外眦部可略作延伸，一般情况下最好不要超过外眦隐裂（即眶缘），否则重睑术的瘢痕不能隐没在皱襞中，会在外眦部显露。

（4）重睑皱襞线的形态一般分广尾形、新月形、平行形 3 种类型。在切开法重睑成形术中，广尾形适用于绝大多数单睑受术者。新月形往往设计于埋线法和缝线法术式中。对睑裂细短，有轻度内眦赘皮者，可设计平行形皱襞线，即皱襞线之内端越过赘皮约 1mm 左右，位于赘皮上外方，但是皱襞宽度一定不能太宽，一般取 5～6mm，而且内眦皮肤必定要与睑板内端上缘固定。

（5）据 Uchida 和邱氏统计，东方民族约 50% 的人有内眦赘皮。临床最为常见的为睑板型内眦赘皮，它起自上睑皱襞，向下行走，在内眦部消失。赘皮形成并非由于内眦部水平向皮肤过多，而是因为内眦部皮肤垂直向张力过大。因此过去作内眦部箭头样或梭形皮肤切除，很难获得满意效果。Vilary Blair 指出，内眦赘皮治疗效果不理想的症结,不是切除赘皮本身,而是需要组织的重新排列,这对内眦赘皮在外科治疗上是一次推进。所以有很多皮瓣转移的方法来减轻垂直向皮肤张力,以取得矫正效果。

内眦赘皮的存在,遮盖了内眦泪阜,使睑裂外观细短,即使最完美的重睑成形术,也会因赘皮未处理好而逊色。

矫正内眦赘皮的术式很多,应根据内眦赘皮的程度及类型来选择方法。最常采用的是 Z 成形术,它适用于中度的内眦赘皮,可与重睑成形术同时进行,或分期进行。Z 成形术也有很多变异,但总是通过对偶瓣更换位置来减少垂直向的皮肤张力。它的缺点是矫正有限,并且有斜形瘢痕通过内眦部。在某些病例,也可因瘢痕收缩于内眦部,形成新的瘢痕性内眦赘皮。

改良的 Z 成形术,可应用于中度的内眦赘皮。沿内眦赘皮画一条线,然后将内眦皮肤向鼻侧牵拉,至赘皮消失,于第一条线的末端向泪点下 5mm 画第二条线,再于第一条线的内眦水平点向鼻侧画一水平线,其长度等于自内眦皱襞线到内眦皮肤向鼻侧牵拉至赘皮消失为止的距离。按标志将 3 条线切开,皮瓣钝性分离,基部要稍厚以确保蒂部血供。皮瓣分离后可见内眦韧带,用 5-0 丝线将内眦韧带折叠缝合,并固定于鼻泪嵴骨膜上,最后将皮瓣无张力地缝合。

赘皮通常伴有典型的蒙古人种型的上睑,所以轻度赘皮可以与重睑成形术一起行一期手术。如果是中度或重度者,最好分期手术,先行赘皮矫正术,3～6 个月后再行重睑成形术。因为同时进行,由于张力和肿胀,两个手术会相互干扰和互受影响。

各种内眦赘皮矫正术都会在内眦部留有比较明显的近期瘢痕,所以应使受术者有充分的思想准备。一般轻度的内眦赘皮可不作处理。

五、手术方法

重睑成形术的手术方法有数十种,但归纳起来可分为 3 类:切开睑板固定法、缝线法和埋线法。

(一)切开睑板固定法

切开睑板固定法是历史最悠久的重睑成形手术方法,因为它能调节和改变上睑各层次的组织结构,可以解决眼睑存在的许多复杂问题,如上睑皮肤松弛、睫毛内翻、上睑臃肿、眶脂下垂、眶隔松弛、泪腺脱垂、外上眶缘隆突等。形成后的重睑稳固而又持久,皱襞深,富有立体感。缺点在于手术比较复杂,需要熟悉眼睑解剖,施术者要有整形外科手术操作的基础。一旦出现不良的手术效果和并发症,很难做到尽善尽美的矫正。手术后,切口线的瘢痕3～6个月内比较明显,随着时间的推延而逐渐消退,但对瘢痕体质的求美者,施行此手术要慎重。对老年受术者,由于上睑淋巴回流迟缓,上睑肿胀时间较长,个别受术者有长达3～6个月的恢复自然期。

1.手术设计　　标画切口线,用亚甲蓝或甲紫根据重睑皱襞设计原则画出切口线标志。

一般年轻的单睑受术者不需要切除一条上睑皮肤,只有在以下4种情况下才需要切除:①上睑皮肤松弛,悬垂于上睑缘前,睫毛平直;②典型的蒙古人种上睑,俗称肿泡眼;③上睑板窄约6～7mm,而受术者要求重睑皱襞略宽些;④眉弓隆突,眉毛下垂,眼睛眍陷者。对年轻人的上睑,如果需要去除皮肤,一般都在2～3mm。测量方法:令受术者取坐位,将一根回形针适当弯曲后,内折第一条切口线皮肤到睑板上缘水平,见皱襞上方的皮肤悬垂于回形针前面,将悬垂的皮肤在皱襞水平作一标记,一般在标记线下2mm,与第一条切口线平行,画出第二条线,然后夹持两条标记线之间的皮肤,以睫毛略有翘动为度。如此反复测试,精确确定切除上睑皮肤的量。

2.麻醉　　手术在1%利多卡因加适量肾上腺素局部浸润麻醉下进行(学者因门诊局麻药用量大,故都为1%利多卡因100ml瓶装制剂内加肾上腺素2mg,为减少术区水肿,可加地塞米松5mg)。局麻药液不宜过多和注射过深,一般作切口线全长肌下注射1.5～2.0ml。眼睑的血管、神经主要分布于眼轮匝肌和睑板之间,如注射过多过深,会导致上睑提肌被麻醉而出现一过性上睑下垂,影响术中对两眼上睑皱襞宽度和弧度的对比观察。不必等待局麻药液吸收后再切开,因为由于局麻药液的存在,上睑皮肤处于绷紧状态,容易切割。

3.切口　　术者用左手或由助手将上睑皮肤向额和鼻侧绷紧,暴露切口标志线全长,用11号尖刀或小圆刀与切口皮肤呈45°～60°角,在距内眦5mm处开始切开标志线全长。除上睑皮肤松弛,尤其是内眦有明显皮肤皱褶,需要切除一条上睑全长松弛皮肤者外,一般切口都不需要切到内眦尽头,因为内眦容易生长瘢痕。内眦部的眼轮匝肌可以通过皮下隧道剪除,使此处皮肤与睑板直接贴附。由此,内眦角形成重睑皱襞更显得自然。

4.切开过程　　切开皮肤和皮下,最好只作一次切割,否则多次切割易造成锯齿状切口,术后瘢痕明显。提起切口线下方皮肤,在明视下用眼科小弯剪进行皮下锐性分离。皮肤不能分离过于菲薄,以致呈纸样透明,皮下组织要保留,更不能将皮肤洞穿,否则由于皱襞下方皮肤收缩,会影响皱襞宽度。分离达睑缘时注意勿损伤睑缘部的毛囊和睫毛肌,如损伤会导致睫毛脱落和生长错乱,一般要离开睑缘1～2mm。眼睑血供丰富,以压迫和血管钳钳夹或电凝进行止血,除有较大的动脉性出血,一般不用结扎,以免线头引起肉芽增生。使用电刀时要小心,防止皮瓣烫伤。

5.修剪眼轮匝肌和睑板前组织　将分离好的切口下方皮肤向下翻转,暴露睑板前眼轮匝肌。剪除一条睑板前眼轮匝肌,尤其在内、外眦部位。由于眶隔黏附于眼轮匝肌内面,如果肌肉在提起状态下剪除,很容易同时将眶隔打开,此处也是上睑提肌腱膜与眶隔交织部,当肌肉被提起时,腱膜也随之提起,很容易在不知不觉中剪断腱膜的附着部,因此肌肉应该在不施加任何外力的情况下剪除。要清晰暴露睑板上缘和内、外眦端。修剪去睑板前脂肪和筋膜,修剪面要平整,这样可使睑板及其前方的皮肤平整和光滑地贴附,但不能修剪太过度,而使睑板这块强韧的纤维组织完全裸露。睑板上应留有薄薄一层结缔组织,因为睑板一旦裸露,在皮肤与睑板固定缝合时有困难,而且睑板前方皮肤与裸露的睑板贴合,虽然形成的重睑皱襞比较深而稳固,但有矫揉造作之感,缺少自然和立体感。

6.切取眶脂　对典型的蒙古人种型的上睑,即俗称为肿泡眼的受术者,当剪除睑板前一条眼轮匝肌后即可见低垂的眶隔,及脱垂的脂肪覆盖于睑板的上缘和前方。应将脱垂的眶脂切除,将低垂松弛的眶隔修剪。上睑提肌腱膜在到达睑板前方的上睑皮肤时,有纤维在不同的水平进入眶隔,有时很高,有时较低,与眶隔纤维交织组成类似网兜样结构,包容着眶内脂肪。交织的部位在外侧位置最低,从外侧到鼻侧的方向是斜向上的。所以打开眶隔的位置在外侧不能过低,以免损伤上睑提肌。一般轻压眼球于眶脂最突出部,在眼轮匝肌下方,剪开一0.3～0.5cm的眶隔切口,上眼睑有内、中两个脂肪球,外侧为泪腺。剪开脂肪球包膜,轻压眼球,黄色晶莹的脂肪会自行疝出。血管都位于包膜上,将包膜下推,单纯的脂肪剪除是不会出血的,除非是损伤了包膜上的血管,此时应仔细电凝止血。眶脂不宜作过分提拉,疝出多少,剪除多少。内侧脂肪球也可另作小切口提取,不必将眶隔全部打开。对松弛下垂的眶隔修剪时,必须位于眼轮匝肌下,也要注意眶隔与上睑提肌腱膜纤维交织的位置,一般修剪位置在外侧2/3,应平行于睁眼时的上睑缘,剪到内侧时,剪刀稍稍改变角度,略向下。眶隔创面用7-0尼龙线缝合2～3针,不缝也可以,但眶隔创面应隐藏于眼轮匝肌下,以免皮肤和眶隔粘连而形成皱褶和张眼时有牵拉感。假如外侧眶缘有檐盖样膨隆,应切除眼轮匝肌下的外侧脂肪垫,这块脂肪较硬,需锐性分离,切除前要仔细和脱垂的泪腺鉴别。

重睑成形术中切取眶脂的量,应根据上睑臃肿情况的需要切取,不能过多切除,以免上睑凹陷。目前有些美容院以盈利为主要目的,迎合受术者的心理,一味追求所谓"欧式眼",不考虑东方民族睑型和眼睛美学的和谐性,切除大量眼轮匝肌和眶隔脂肪,固定睑板位置高于睑板上缘,甚至高达 12mm 以上,术后发生的并发症和后遗症都很难矫正。

7.切口缝合 以上操作完毕,用压迫或电凝仔细止血,然后进行缝合。缝合方法有两种。

第一种方法:用 5-0 丝线或 6-0 尼龙线在上睑中内 1/3 交界处,即睑裂最宽处缝合第一针。缝针先穿过睑缘侧皮肤,然后扣住睑板上缘下 1mm 处的上睑提肌腱膜,扣着腱膜的宽度约 1mm。扣住过宽,术后淋巴回流障碍,水肿明显,消退迟缓。缝针再从另一侧创缘上穿出皮肤。缝合时带的皮肤越少越好,约 1mm 左右,这样术后上睑皱襞瘢痕纤细不明显。缝针扣着腱膜的高度如果与设计的皱襞宽度等高,睑板前的皮肤可以平展。如果扣着腱膜的高度略高于皱襞宽度 1～2mm,睫毛可以上翘,但不会外翻,这样更能增添眼部美感。扣着腱膜的高度之所以要在睑板上缘下 1mm,是因为睑板上缘为 Muller 肌的附着部位,具有丰富的血管网,缝合时一旦穿破血管,血肿进入 Muller 肌内,会引起暂时性上睑下垂,一般持续几周到 3 个月才能恢复。第一针缝合完成后,嘱受术者睁眼,观察上睑皱襞宽度是否合适,如不合适可以将扣着腱膜的位置重新调整,因为重睑皱襞的宽度,不在于手术前设计的睑板前皮肤的宽度,而关键在于扣着上睑提肌腱膜的高度。如果认为皱襞宽度适宜,可按睑板上缘的弧度逐次如第一针一样缝合。一般缝合 5～6 针。缝合过密,淋巴回流有障碍。缝合完毕,嘱受术者坐起睁眼,观察上睑皱襞高度、弧度和内、外眦角处皱襞是否到位,如有不完美之处应及时纠正。外眦末端的一针,除外眦皮肤严重松弛外,一般不与眶外侧缘骨膜固定。因为固定后上睑皱襞线线条生硬不自然,而且上睑有沉重感。

第二种皮肤缝合方法:与第一种相同,只是皮缘的真皮与睑板上缘下 1mm 处的腱膜固定,一般也是缝 5～6 针。采用的是 6-0 可吸收缝线,但是要注意只能带少量的真皮层,太多或太宽会使切口隆起。表皮涂一薄层无菌的伤口黏合剂或贴一窄条无菌黏合纸,也可用 7-0 尼龙线缝合 3～4 针,3 天后拆线。

8.术后处理 术毕,切口涂少量眼膏,覆盖敷料,加压 24 小时,手术当天嘱冷敷。第一种缝合方法术后 6 天拆线。拆线时要仔细,不能有线头残留。

9.适宜年龄 关于重睑成形术施行的年龄,一般认为单睑在幼年时变化多端,时单时双,所以手术年龄不宜过早。学者认为肿泡眼的儿童要转变成重睑的可能性不存在,所以只要儿童合作,幼年也可以施行切开睑板固定法重睑成形术。学者曾作过 62 例年龄从 5～11 岁的儿童重睑术,其中有 18 例最长随访达 30 年,最短为 6 年,重睑皱襞非常清晰、牢固,无变浅或消失,无重睑宽度不均匀和睑裂变形等情况。

10.术后并发症及不良效果

(1)感染:总的来说,由于眼睑血供丰富,抗感染力强,感染是比较少见的。但如果受术者有严重的沙眼、结膜炎、睑缘炎,以及术区周围有疖肿等皮肤感染灶、术区消毒不严密、手术粗暴、手术时间过长、术后血肿、术后护理不当等等,都可导致感染,造成不良后果,甚至毁容。所以,一旦有感染的征兆,必须及时行局部引流,尽早拆线,并全身应用抗生素。

(2)水肿和血肿:术后眼睑瘀青和水肿是难免的,一般 1 周即消退。偶见球结膜瘀血,可用可的松和消炎眼药水交替滴眼,约 10 天消退。但如手术粗暴、创伤大、术中止血不彻底、术后未注意加压包扎和冷敷,或患者有凝血机制障碍而术前未做充分准备,都会造成严重后果。轻者延缓了恢复期,给受术者带来心理压力;重者血肿机化,眼睑皮下有硬结,影响手术效果。如眶隔内血肿,会导致上睑下垂,甚至压迫视神经。

(3)瘢痕:不良的切割技术和粗糙的缝合都会造成明显瘢痕。对于瘢痕体质的求美者,美容手术应慎重,但是在学者近 20 年来对数万例重睑术病例的统计中,尚未发现一例上睑皱襞切口生长瘢痕疙瘩。增殖性瘢痕较明显者有之,但大多数 1 年后即平整不显。

(4)上睑沟凹陷:目前流行所谓"欧式眼",眶隔部眼轮匝肌和眶脂大量被切除,上睑皮肤薄而呈眶凹,凹陷最明显处在上睑沟中央部,眼球上转时凹陷更加深。

(5)上睑下垂:可能由于受术者原有轻度上睑下垂,术前检查疏忽,术后重睑皱襞一宽一窄,睑裂一大一小,缺陷显露;也可能是在去眼轮匝肌和打开眶隔切除眶脂或修剪松弛眶隔时,误将上睑提肌腱膜损伤;或是腱膜与眶隔有广泛粘连。轻度下垂可试将眶隔和腱膜粘连松解,如无效,可作睑板切除术或睑板-结膜-Muller 肌或睑板-腱膜切除术;中度下垂者可作上睑提肌缩短术。

(6)睑裂闭合不全:对松弛皮肤切除的量估计错误,皮肤切除过多,或因设计的皱襞宽度低,而皮肤切口与睑板上缘腱膜固定的位置过高,可造成上睑外翻。轻者通过上睑按摩和时间推移会逐步恢复正常;重者应重行手术调整。

(7)上睑回缩和上睑出现除皱襞线外的不规整皱褶:这是由于眶隔分离过于广泛,眶隔被修剪的创面与腱膜及皱襞线皮肤粘连。所以在修剪松弛下垂的眶隔时,应保留眶隔的后唇,将其创面置于眼轮匝肌的覆盖下。

(8)重睑皱襞过高:东方人的睑板为 7～9mm,由于缝合固定腱膜的高度不是在睑板上缘而是完全在腱膜上,也可能眶隔修剪过多,眶隔与腱膜粘连,因此除重睑皱襞过高,上睑外形不自然且怪异外,上睑有被勒压的感觉,睁眼费力,眼球上转时更觉沉重,并呈轻度上睑下垂。学者曾收治重睑皱襞高达16mm的患者。手术矫正应按正常皱襞宽度取7～8mm,切开皮肤,可见原皱襞线处皮肤、眼轮匝肌和眶隔及上睑提肌腱膜间有紧密的索条状纤维组织粘连,彻底松解粘连,直至睁眼时皮肤皱襞消失为止。尤其要松解眶隔和腱膜间的粘连。嘱睁眼平视时,上睑缘可上提达正常位置。打开眶隔,松解出眶脂,以其下缘可抵达皮肤切口为度,用6-0可吸收线穿经切口下缘真皮,与从眶隔后缘分离下来的腱膜断端和脂肪下缘,间断缝合3～4针,然后间断缝合皮肤。利用脂肪组织形成位于上睑提肌与眼轮匝肌及皮肤之间的隔膜,加以阻断粘连,以稳定疗效。如在第一次重睑术时作过眶隔脂肪切除,只能取自体筋膜或真皮或脂肪作隔膜,但往往由于移植物的纤维化而难获得理想的上睑外形,在松解过程中难免损伤上睑提肌腱膜而导致轻度上睑下垂者,不得不作上睑提肌缩短术。

(9)角膜损伤及眼球贯通伤:是十分严重且十分罕见的并发症。如果术者操作不细致,可致眼球贯通伤;亦可因视网膜血管栓塞,造成球后血肿而引起术后失明。

(10)上睑皱襞消失或变浅:如在拆线后即刻出现此类情况,大多是由于操作时误将上睑下垂认为正常上睑而行重睑术。如数周或数月后消失或变浅,是因为睑板前脂肪和筋膜组织未去除,睑板前皮肤和睑板间未能牢固贴附粘着,也可能是皱襞线皮肤未能与上睑提肌腱膜扣着固定,而是扣着了眼轮匝肌或低垂的眶隔。

(11)上睑皱襞在内眦角中断,或外眦部过短,或皱襞弧度成角和高低不一:这些情况都是由于内、外眦角部眼轮匝肌和睑板前组织修剪不足,睑板暴露不清晰,切口皮肤在内、外眦角部不能很好与睑板贴合及与腱膜固定,或因切口皮肤与腱膜固定的位置不在同一弧度,而是高低不一。

(12)皱襞过窄:由于皱襞线设计过窄或切口皮肤与腱膜固定的位置过低,或因上睑松弛皮肤未切除,悬垂于皱襞线前下方。矫正手术可切除上睑松弛皮肤,将切口皮肤固定到睑板上缘。

(13)睫毛下垂、皱襞线下方皮肤松弛:这是由于切口线皮肤扣住睑板的高度低于切口线所致,一般应该高于切口线1～1.5mm,这样切口线下方皮肤才能被绷紧和略向上牵引,睫毛上翘。

(14)皱襞宽度两眼不对称:与皱襞的画线设计、切割技术、固定睑板的高度有关。但由于手术创伤、血肿、术后水肿等情况,在近期也能出现两眼重睑皱襞不对称,因此不能急于矫正,一般术后3～6个月排除一切不稳定因素后,才可考虑第二次手术。

(二)缝线法(也称贯穿缝扎法)

1.适应证和优缺点 该法适用于睑裂大、眼睑薄、无臃肿、上睑皮肤无松弛或轻度松弛而无内眦赘皮者。

该法的优点为:操作简单,便于初学者掌握;不作切口,术后无明显瘢痕,容易为受术者接受。

该法的缺点为:由于眼睑组织全层被结扎,淋巴回流障碍,故术后水肿明显,不过一旦拆线,水肿会很快消退。此方法形成的重睑是依靠组织对缝线的反应,在睑板上缘上睑提肌腱膜与皮肤之间形成由内上到外下的斜向纤维粘连,但形成的纤维往往是多少不一。少者一旦瘢痕松解,皱襞即变浅或消失;多者常致皱襞过高,难以改低。如果贯通结扎的位置过高,限制了上睑提肌和 Muller 肌的活动度,可导致上睑下垂,眼睛易疲劳,睁眼费力。手术不能切除松弛的上睑皮肤和眶脂。

2.手术方法 如果皮肤有轻度松弛者,皱襞宽度可设计为 9mm,一般取 8mm,在上睑内中 1/3 交界处画出宽度标志,用一无齿镊或回形针在标志点将皮肤内折向上达睑板上缘,令受术者睁眼平视,如此形成一新月形自然皱襞。用亚甲蓝把此皱襞线标画出来,将此线等分为内、中、外 3 组或 4 组,每组宽 3~4mm。作眼睑皮下浸润麻醉,1%利多卡因约 0.5~1ml,加适量肾上腺素,药液不宜过多,以免术区臃肿,影响缝合。穹隆部结膜不宜浸润麻醉,因为容易波及 Muller 肌和上睑提肌,引起一过性上睑下垂,应该滴 1%丁卡因表面麻醉,但对个别痛觉敏感的受术者,可在结膜下作浸润麻醉,药量约 0.3~0.5ml。用亚甲蓝针刺等分组的各点,让亚甲蓝渗入皮下,以免泪液或盐水纱布将标记点擦掉,致使术中无标记可参考。翻开上睑,暴露睑板上缘,用 6×14 的三角双针穿 1 号丝线,一根针从睑板上缘睑结膜进针,通过眼睑组织全层,由皱襞皮肤标记点出针。进针与出针应在同一平面上,皮肤的缝点与结膜的缝点亦应是相对应的。另一根针自同一组的另一点的睑板上缘黏膜面进针,同样通过眼睑全层,自相应的皮肤点出针。如此形成一个"U"形褥式缝合,当第 3 或第 4 针褥式缝合完毕,为了促使粘连牢固,将每组缝线如拉锯样抽动十余次,以增加创伤。为防止缝线勒破皮肤,嵌入皮下,可在打结前镶入一根 7 号白丝线或一条橡皮片,这样也有利于拆线方便,术后 7 天拆线。

一种更为简单和快速的方法是将护板插入上穹隆,术者站于受术者右侧,将 6×14 的三角弯针穿一根 1 号丝线。左眼自外眦开始,右眼自内眦开始,将缝针按定点自皮肤进针,提拉起上睑,由睑板上缘结膜出针。当针从睑结膜面显露后沿着护板出针,再从同一组的另一点睑结膜进针,穿过上睑全层,由皮肤面相应点出针,如此完成第一组缝合,缝线不剪断,再用同法作其他组缝合,最后将缝线提起,一齐剪断,这样便形成了 3 或 4 对单独的缝合线。缝合完毕,按上法抽动缝线并结扎。

3.术后并发症及处理

(1)水肿:术后水肿明显,一旦拆线,水肿很快消退。

(2)感染:多为线头感染,一旦发现,应尽早拆线。

(3)上睑皱襞变浅或消失:因缝线黏合点的瘢痕松解所致,可用同法或切开睑板固定法再次作重睑成形术。

(4)皱襞高低不平:由于几组缝线结扎力量不均匀所致,或缝线的结膜点和皮肤相应点不在同一平面,或同组的两个结膜针刺点不在同一平面所引起。

(5)上睑皱襞过高:因上睑皱襞宽度测量时的错误或睑板上缘结膜的穿针点过高所致,如早期发现,应尽早松解,用切开法重行重睑术。如粘连已很牢固,则按切开睑板固定法中上睑皱襞过高的并发症处理。

(三)埋线法

1.适应证和优缺点　　该法适用于睑裂大、眼睑薄、无臃肿、眼睑皮肤无松弛而张力正常、无内眦赘皮的年轻人。

该法的优点为:操作简单,易于掌握;创伤小,结扎线固定于上睑真皮和睑板前或睑板上缘上睑提肌腱膜间,皱襞外形自然;无切口,术后组织反应小,不影响工作,易于被受术者接受。如初学者技巧掌握不当,一旦失败尚可用原法或改用切开法弥补修整,不留后遗症。

该法的缺点为:上睑皱襞容易变浅变窄;如病例选择不当,或技巧掌握不好,上睑皱襞容易消失;线结容易松脱,导致手术失败;线结埋入过浅,易外露或形成小囊肿;病例选择范围较切开法狭窄。

如果上睑轻度臃肿,求术者坚决要求埋线法术式,则可以先在上睑皱襞外 1/3 处作小切口,去除眶脂。

2.手术方法与步骤　　埋线重睑术方法繁多,有一针法、三针法、四针法、编织法等等,它们之间只是缝合技巧的不同。在众多埋线方法中进行选择时,除应考虑重睑必须持久外,留在菲薄的上睑组织中的缝线异物应越少越好。

(1)一针法:此法在日本甚为流行,形成的皱襞甚为牢固和自然,但皱襞较窄,呈新月形。

手术要点:上睑中 1/3 段有 10mm 宽的上睑真皮和上睑提肌腱膜,睑板、睑结膜结扎粘连,无切口,无瘢痕,无需拆线。

手术操作:于上睑中段设计一离睑缘高 8mm、长 10mm 的标志线,皮肤和穹隆结膜常规浸润麻醉,药量为 0.3～0.5ml,结膜加用 1‰ 丁卡因表面麻醉。睑缘缝一皮肤牵引线,将一根 5 号皮试注射针头弯成弧形,穿入 6-0 尼龙线,按图示 a 点进针,在真皮层内横形穿过达 b 点,将护板置于上睑皮肤面,提拉牵引线,翻转上睑,由 b 点相应的结膜面 c 点出针,c 点应位于睑板上缘下方 2mm 处,所以此针是贯通睑板的。转动弧形针的角度,于平行 c 点内侧 2mm 处的 e 点进针,此针也是贯穿睑板的,然后从睑板上缘 1mm 处穹隆结膜作一纵形 1～2mm 的小切口,o 点出针,将针尖孔内的尼龙线引出。再转动弧形针角度,将针尖退至 a 点皮下,由皮下按上法同样贯穿睑板,从 a 点的相应结膜面 d 点出针,d 点也是在睑板上缘下方 2mm 处,与 c 点在同一水平线。转动弧形针头方向,于平行 d 点内侧旁开 2mm 处的 f 点进针,此针也是贯通睑板的,然后转动针尖方向,由穹隆结膜小切口 o 点出针,打 4 个结,以免尼龙线结滑脱,结扎不要过紧,以免睑板变形。线结是埋在穹隆结膜小切口内,不会外露刺激角膜和结膜。由于 ce 和 df 各有 2mm 长的距离与睑板贯通固定,故结扎是牢固稳定的。随着眼睑运动,ce 和 df 两段外露于结膜外的纤细尼龙线会嵌入结膜下,更加固了粘连。此法为名副其实的一针法,因为缝线在针尖前端,针是弧形的,随着各个方向转动,一切操作均在一针内完成,不必二次穿线(图 6-1)。

术后并发症及处理:操作不熟练,容易引起皮下血肿,擦伤角膜。线结过紧,会导致睑板变形,一般睑板轻度扭曲,1 天后即会自行恢复。线结松脱或缝线断裂,重睑皱襞消失,可用同法或其他方法再次作重睑术,不留后遗症。

(2)三针或四针埋线法

手术要点:此法实际上也是一种悬吊、贯穿结扎手术。原理和缝线法一样,只是缝线行走于真皮和穹隆结膜下,无需拆线。

手术操作:画皱襞标志线、麻醉、标记线上分组刺点都与缝线法相同。如分 3 组,每组两点间距为 3～4mm;如分 4 组,每组两点间距为 2～3mm。翻转上睑,用穿以双针的 6-0 尼龙线自睑板上缘穹隆结膜开始,按照图示,一根针从 a′点进针,经结膜下 b′点出针,从 b′原点进针,由皮肤面标记线上相应的 b 点出针。另一根针由结膜面 a′原点进针,从皮肤面 a 点出针,aa′ 和 bb′点都是相应的。由于 ab 点在皮肤皱襞线离睑缘有 8～9mm 高度(即测量的皱襞高度),而 a′b′点在睑板上缘,因此形成的粘连是从前下向后上方的。如此,皱襞线下方皮肤,即睑板前方皮肤被提紧,睫毛可上翘。最后缝针从 a 点进针,通过真皮层由 b 点出针,事先可用 11 号刀尖端在 b 点处略作皮肤挑开,先勿打结,如此逐一完成各组缝合后,各组逐一打结,用两把无齿镊牵引上睑皮肤,使线结能较深地埋入 b 点皮下(图 6-2)。缝线之所以要同时结扎,是因为缝完一针就结扎,睑板翻转有困难。术后不必包扎。通常有轻度水肿,因为缝线纤细,故不像缝线法那样影响淋巴回流而致水肿明显。水肿一般1周后完全消退,皱襞弧度亦自然。

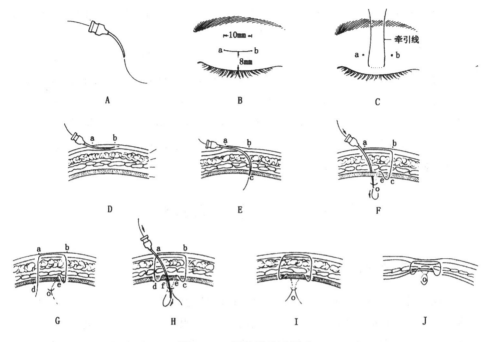

图 6-1　一针法重睑成形术

A.5 号皮试针头弯成弧形 B.上睑中段设计线 C.睑缘缝一牵引线 D.皮肤 a 点进针,行走于真皮层内 E.自 b 点真皮层转向结膜相应 c 点出针 F.转动弧形针角度,平行于 c 点内侧 2mm,由 e 点进针,由穹隆结膜。点出针 G.将针孔内层尼龙线引出 H.再转动弧形针角度,针尖退至 a 点皮下,按上法同样贯穿睑板由 d 点出针,于平行 d 点内侧旁开 2mm 处 f 点进针,然后同样自。点出针 I,J.一针缝合完毕,并结扎

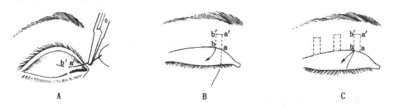

图 6-2　三针或四针埋线法重睑成形术

A.睑板上缘 a' 点进针,经结膜下 b' 点出针 B.由 b' 点进针,相应的皮肤 b 点出针。另一针同样由 a' 点进针,a 点出针 C.由 a 点进针,经真皮层,由 b 点出针,如此完成三针或四针埋线缝合后逐一打结

在皱襞线分组定点时要注意：如分 3 组，一组在正中瞳孔处，一组离内眦5mm，一组位于睫毛尽头处。如分 4 组，内、外眦两组位置如上，中间有一组位于上睑皱襞内中 1/3 交界处，另一组按等分设计。

术后并发症及处理：常见于内眦一组缝合时刺破内眦血管丛引起皮下血肿，需要立即压迫，嘱术后冷敷，3 天后改为热敷。

如有皱襞弧度高低不一、内外眦长度不到位、皱襞线过高或过低、双眼皱襞弧度不对称或不协调等情况，应在手术中及时发现，及时调整。此手术优点在于有很大可逆性。如术后数周，发现有不协调情况，因为缝线纤细，尚未形成牢固粘连，可于皮肤缝点处作 3mm 皮肤切开，找出缝结拆除，皮肤切口不必缝合，待眼睑复原2～3 周后，可用同法或改用切开法进行重睑术。如有某组缝线松脱、断裂，引起皱襞弧度不圆滑，有深浅不一的现象，可补充缝合。

第三节　下睑松弛的整形

一、临床表现

皮肤老化通常从 30 岁开始，随年龄增长而日趋明显。其老化速度具有明显的个体差异，并受到内外环境因素综合作用的影响。眼睑皮肤是人体最薄皮肤之一，眼睛又是处于人体最显露的部位，所以眼睑皮肤的老化症状最容易被察觉和受到人们的重视。

由于下睑皮肤、眼轮匝肌、眶隔和眦韧带等结构的薄弱、松弛及张力减退，因而在下睑外观上呈现异常和畸形。临床表现为下睑皮肤松弛、堆积，眶内脂肪脱出垂挂呈袋状，外眦位置下移，下睑缘与眼球贴合不紧密，下睑缘弧度增加，下泪点外移溢泪。皮肤松弛严重者，由于重力可导致睑球脱离，下睑外翻；也可因下睑缩肌（下睑筋膜、腱膜和 Muller 肌的总称）无力，眶隔和下睑皮肤松弛，不能对抗睑板前眼轮匝肌收缩而使睑缘内卷、倒睫。因此下睑整形术和上睑整形术同样居中、老年者整形术之首位。

二、下睑松弛的整形

下睑松弛的整形即睑袋整形。

（一）睑袋形成的机制

睑袋是指下睑部组织臃肿膨隆，呈袋状垂挂。

眶内脂肪容量与下睑支持结构在正常情况下维持平衡状态,当这种平衡由于眶内脂肪堆积过多或下睑支持结构变薄弱而发生改变时,眶内脂肪突破下睑的限制突出于眶外,即形成下睑袋状畸形。

眼球位于眼眶内,四周均有脂肪组织衬垫,起保护和缓冲作用,便于眼球活动。即使最肥胖或最消瘦的人,眼球周围的脂肪量仍近于正常,所以睑袋与肥胖无关。

原发性睑袋往往有家族遗传史,多见于年轻人,眶内脂肪过多为其主要原因;继发性睑袋多见于中、老年,是下睑支持结构薄弱松弛引起的继发改变。

(二)睑袋的应用解剖

下睑眶隔内有内、中、外 3 个脂肪球,中、内两脂肪球之间有下斜肌所隔。下斜肌起点的深面为下直肌。外侧脂肪球位置较深,位于眼球前方底部。每个脂肪球都各自有包膜,3 个脂肪球在下直肌深面,也即在球后是互相连通的。

中、外两脂肪球和内侧脂肪球在组织学上略有差别。内侧脂肪球为较小的分叶组织,质地较紧密,呈淡黄色或白色。而外侧及中央脂肪球颗粒较大,结构松软,色鲜黄发亮,当眶隔及包膜切开后,中央脂肪球常会自动脱出。内侧脂肪球小叶间隙结缔组织的血供较中央及外侧脂肪球丰富。从睑袋的皮肤表面观察,当嘱受术者低头、双眼上视时,下睑 3 个脂肪球的分布及分隔形状可以通过表皮隐约显露。在手术实践中,可见下睑皮肤、眼轮匝肌、眶隔变薄松弛,但从未见眼轮匝肌有裂孔,眶内脂肪球疝出于皮下。睑袋位于颧骨皱襞即眶下缘处,所以要与因眼轮匝肌肥厚所致的紧贴下睑缘的臃肿膨隆作鉴别。睑袋在笑态时,眶下缘的臃肿减轻;眼轮匝肌肥厚在笑态时,紧贴下睑缘处的臃肿会加重。

在临床部分病例中常见下睑缘外侧眼轮匝肌下有一块黄色松软的脂肪团,临床表现为下睑缘外侧明显膨隆,笑与不笑时,外形无变化。

(三)术前准备

因为睑袋整形术大多为中、老年者,所以要和上睑整形一样详细询问老年病病史,并在术前 1 周禁用类固醇激素、扩血管和抗凝血药物。检查下睑皮肤、眼轮匝肌松弛程度及脂肪突出的位置。一般脂肪突出最明显的为中、内两个脂肪球,大部分青、中年者外侧脂肪球无明显突出。

(四)手术方法

由于睑袋的临床表现呈多种形式,如以皮肤肌肉松弛为主要特征的下睑垂挂畸形,或以眶内脂肪突出为主要特征的下睑臃肿。不同的具体情况,应采用不同的手术方法,但手术的目的都是使松弛的各层组织得以修复和加强。

1.结膜入路睑袋整形术　适用于无下睑皮肤和肌肉松弛的原发性睑袋的年

轻人。

手术操作:下睑缘皮肤、下睑穹隆结膜及眶下缘区以1%利多卡因加适量肾上腺素作局部浸润麻醉,剂量约1~2ml,不宜过多。睑缘缝一牵引线,皮肤面垫一护板,翻开下睑,暴露睑板,于睑板下缘3~4mm处、睑裂的中央部作8~10mm长的横形结膜切口,深达结膜下。用睑裂拉钩牵开创缘,用眼科小剪刀沿结膜下层向眶下缘方向钝性分离,剪开眶隔,切口为5~10mm,不必把眶隔全部打开。轻压眼球,眶隔内的中央脂肪球会从切口中自行膨出,分离其包膜,提出脂肪球,用电刀切除脂肪的量以轻压眼球膨出眶隔创缘的量为度。在同一切口,于内侧切除内侧脂肪球,外侧脂肪球如果没有膨出,不必去掏切,如果有膨出,可以在同一眶隔切口的外侧、眼球前方底部,将膨出的脂肪游离切除。当3个脂肪球都切除后,需轻提下睑,让剩余的脂肪组织回缩到眶内,用血管钳将它们推达眶下缘,然后仔细止血,结膜切口用5-0丝线或7-0尼龙线连续缝合,结膜切口不缝合也可以。眼内涂眼膏,加压包扎24小时,嘱术后当天敷料加外冷敷,术后3天拆线。

术后并发症及处理:手术创伤所致的皮下瘀斑、下睑水肿,一般在术后3~5天消退,瘀斑1周可消退。由于将下睑向外翻转,术区与眼球有一段距离,因此使用电刀和用盐水棉球擦血,不会发生角膜误伤。

最为常见的并发症是由于眶脂去除过多,甚至把部分球后脂肪也切除,眶下缘区由原来的臃肿畸形转为凹陷畸形。如凹陷严重,需作自体脂肪颗粒充填。

最为严重的并发症是由于手术粗暴、止血不彻底,尤其是切取内侧脂肪球时,常见一条纵形血管迂回穿行于脂肪球内,必要时应结扎。否则眶隔内出血,血液渗入球后形成血肿,可压迫视神经而导致失明。

复视是因切取内侧脂肪球时分离过深损伤下斜肌所致,一旦发生较难处理。

该法的优点是:不需要分离眼轮匝肌,组织损伤少,出血少;皮肤无切口,故无显露性瘢痕,无睑外翻、睑球分离、溢泪、睑裂闭合不全等后遗症;下睑结膜切口小,不缝合或作结膜下连续缝合,拆线简易。该法的缺点是:不能同时进行皮肤和眼轮匝肌的整形。

2.皮肤入路睑袋整形术　可根据下睑松弛的不同表现选择不同的手术方法。

切口设计:受术者取平卧位,下颏压低,两眼上视施术者鼻部,此时下睑皮肤处于紧张状态。于下睑缘下1~1.5mm作切口,自下泪点下方开始,平行于下睑缘达外眦角,切口勿进入隐裂区,由外眦紧贴隐裂下缘达眶外侧缘,几乎呈水平方向,用亚甲蓝或甲紫画切口标志线,切口线在外眦部向外延伸的长度根据下睑皮肤松弛的程度而定。如皮肤严重松弛者,延伸长度可超越眶外侧缘。切口不要进入内眦角,因为术后一旦有切口瘢痕挛缩,易于下睑缘形成弧形索条状瘢痕,内眦出现瘢痕挛缩性赘皮。如果下睑内眦区皮肤有明显松弛,可将内眦部切口线向内下作适当延伸。然后令受术者下视足部方向,此时下睑皮肤处于最松弛状态,根据下睑皮肤松弛的皱褶,画出第二条平行线,两线之间的皮肤为切除松弛皮肤之宽度。两条线都画好后再嘱受术者眼睛上视,此时不必同时令受术者张大口,因为张大口也使下睑皮肤处于最大被牵引状态,两种方式取其一即可,如果同时采用,测量切除的松弛皮肤的宽度必须趋于保守。在皮肤紧张状态下,用镊子夹持两线之间的皮肤,检查有无睑球脱离现象,如此反复测试,可以修改第二条画线的高度,以确保两条画线间的皮肤如果切除,不会出现睑球脱离现象,这才算设计完毕。也可取坐位或半坐位,用镊子夹持测试,画出切口线和切除松弛皮肤之宽度。下睑松弛的皮肤也可以在手术最后阶段依据实际情况分段切除,这种术式对初学者来说更为稳妥。

下睑皮肤切除过多是导致下睑整形术后出现较多并发症的一个最重要的直接原因,故术前应精确估计下睑松弛皮肤切除的量,原则上以略保守为妥,但如过于保守,也会影响手术效果。

麻醉:用1%利多卡因加适量肾上腺素作标志线皮下和眶下缘区浸润,一般一侧下睑不超过2～3ml。麻醉剂量过多会导致睑结膜水肿、睑球暂时性脱离,影响手术效果的观察。

由于下睑皮肤、肌肉、眶隔、眶脂各组织老化的程度不同,因而临床睑袋表现的形式也不同。根据不同形式的睑袋,手术方案也应因人而异。

(1)对下睑皮肤和眼轮匝肌在坐位平视时略显松弛,眶脂稍膨隆,但不超越眶下缘者,按设计线切除松弛的皮肤,一般贴近睑缘的切口线用眼科弯剪剪开较用刀切易于掌握。皮肤切口下缘略向下分离达睑板下缘,这样可确保下睑板区肌层的完整性,因为如睑板裸露与皮肤粘连,将出现重睑样皱襞。于下睑板下缘剪除一条松弛的眼轮匝肌,一般2～3mm左右,出血点电凝止血。用两把蚊式钳夹于创面上下缘,向上下方向提拉,暴露眶隔,同结膜入路方法,眶隔于中央部切开5～10mm,逐一切取轻压眼球时突出于眶隔创缘的脂肪球。切取脂肪球时必须将包膜剪一小孔,脂肪球自小孔中疝出,然后将包膜下推后切除脂肪球,因为包膜上含有丰富的血管网,如将包膜和脂肪球一并剪除,容易造成剩余的包膜回缩眶内而发生出血,形成血肿。有高血压史的老年受术者,常可见有较粗的血管迂回地穿行于内侧脂肪球中,此血管最好游离结扎。眶隔切口一般不作修补,有利眶内渗血引流。但如眶隔有明显松弛,可稍作修整。眶隔上缘的纤维在接近睑板下缘时与囊睑筋膜交织融合,眶隔下缘的纤维止于眶下缘的骨膜反折所形成的致密坚韧的眶缘弓,可用

5-0 丝线将眶隔上下缘缝合 3～4 针,使眶隔得到加强,但要注意两眼的下睑缘位置是否对称,因为缝合过紧,睑缘下移会产生下睑退缩畸形。肌肉创面用 7-0 尼龙线缝合 3～4 针。眼轮匝肌瓣可不作向外上提紧和固定于眶外侧缘骨膜上。皮肤切口用 70 尼龙线间断或连续缝合,术后 3 天拆线。如要在手术结束前切除松弛皮肤、肌肉者,手术开始按切口标志线切开皮肤和肌肉,在眼轮匝肌深面和眶隔之间向眶下缘方向锐性分离达眶下缘,切开眶隔,切取三脂肪球,彻底止血后令受术者双眼上视,将下睑肌皮瓣在无张力状态下覆盖于下睑创面。用一直剪刀在睑下横形切口和外眦平行切口的交界处剪开,直达切口上方的创缘,在无张力情况下先在此点作一针缝合固定,然后用亚甲蓝从这个缝合点分别向下睑缘和外眦角方向,依睑缘创口画出应切除松弛皮肤、肌肉的标志线,按标志线分别将下睑松弛皮肤和肌肉切除,为稳妥起见,也可将下睑肌皮瓣定点分段切除。

(2)对坐位平视时下睑皮肤和眼轮匝肌有明显松弛,但尚无堆积状态,眶脂向下前方膨出,以眶下缘为最明显者,除按上述操作方法外,尚需在距外眦约 10mm 处,用 3-0 丝线将眼轮匝肌向外上方提紧固定于眶骨骨膜上,以加固和展平下睑前壁组织。但眼轮匝肌向外上提吊的力量要适度,否则下睑外眦部会出现凹坑,受术者下睑会有被勒紧及睁眼困难的感觉。

(3)对下睑皮肤、肌肉、眶隔严重松弛,下垂堆积,皮肤于外侧颞部有细密斜向下外方的鸡爪纹,下睑缘下方的皮肤有纵横交织的皱纹,眶脂脱垂呈袋状垂挂于眶下缘者,按切口标志线切开皮肤,在皮肤和眼轮匝肌浅面间锐性分离达整个眶下区。再按皮肤切口线的方向切开眼轮匝肌,在眶隔浅面分离出眼轮匝肌瓣,按前述方法切开眶隔,切除三脂肪球,将眼轮匝肌瓣上提,舒平,按切口方向剪除松弛的眼轮匝肌,要注意保留睑板部眼轮匝肌的完整,这样既有利于维持下睑缘的饱满、年轻外观,也有利于保持睑缘的肌张力,避免外翻,亦可免除皮肤和睑板粘连形成皱襞。眼轮匝肌按图示向外上方上提,用 6-0 尼龙线间断缝合。在这种巨大型睑袋的整形术中,下睑松弛皮肤切除的量要略保守。因为大块的脱垂脂肪球切除后,眶隔和眼轮匝肌提紧,下睑前壁呈内陷状,如松弛皮肤按正常的量测定和切除,则皮肤切口缝合后皮肤与肌肉间有一空隙,一旦加压包扎,间隙消失,皮肤紧贴于内陷的肌肉面上,将会显示皮瓣过紧而出现下睑外翻。因此在这种情况下测量切除松弛皮肤的宽度时,应将眼球轻压,使下睑前壁鼓起、凹陷消失,将皮瓣无张力地铺平在肌肉创面上,才便于裁剪。

(4)对睑袋以皮肤、肌肉松弛为主,眶下区和眼鼻沟区凹陷者,按睑袋整形术常规皮肤切口,于眼轮匝肌和眶隔之间平面分离,达眶下缘区,于眶隔底部打开眶隔,中、内两脂肪球下垂脱出,将中央脂肪球充填缝于眶下缘凹陷区骨膜上,约眶下缘下0.5cm处,内侧脂肪球充填缝于眼鼻沟凹陷区上颌骨额突的骨膜上,其余操作步骤按前述常规进行。

术后并发症及处理:

(1)眼睛干燥:由于下睑缘伤口瘢痕收缩,下睑轻度退缩,睑裂轻度闭合不全所致。一般数月后随着瘢痕松解,症状会逐渐好转和消退。在这段时间内应白天滴眼药水,睡前上眼膏。术中注意操作要细致和轻柔,避免过多应用电刀和电凝。

(2)溢泪:由于伤口水肿和收缩,对泪液排流产生机械性干扰所致,一般发生在术后数天,症状随局部水肿消退而消失。

(3)角膜损伤:这是不允许发生的,完全是由于手术不细致而引起的误伤。因此术中要注意用湿棉球轻压止血,忌用大块干纱布擦血。对手术操作不熟练者,使用电刀时可用湿棉球保护角膜。

(4)血肿:可以发生在皮下、肌肉下和眶隔内。皮下瘀血多见于下睑作皮下和眼轮匝肌之间锐性分离者。肌肉下出血多见于分离下睑肌皮瓣或眼轮匝肌松弛矫正术后。眶隔内出血多因去眶脂时止血不完善引起。当术后受术者有眼球胀痛、局部肿胀瘀血严重,下睑穹隆结膜有瘀血、上抬等情况时,都要警惕眶隔内出血,必须及时打开眶隔清除血凝块和制止出血点,否则血液渗入球后可能会因血肿压迫视神经而导致失明。皮下和肌肉下血肿也会因机化形成硬结,影响手术效果,所以术中仔细止血是关键。

(5)下睑凹陷和眼球内陷:发生原因和处理方法:①由于眶脂去除过多,包括切除了部分球后脂肪。②受术者本身是深凹的眼型,有比较隆突的下眶缘,术前未作仔细检查(这种眼型的受术者不应去除眶脂),应该将隆突的眶缘修整,即于下睑板下缘切开眼轮匝肌,暴露眶下缘,切开和剥离眶下缘骨膜,用球形骨钻将隆突的下眶缘修整。③对下睑袋明显,眶下缘凹陷以眶下缘的中、内侧为更显著者,可按常规睑袋整形术式暴露眶隔膜,在眶隔膜和眼轮匝肌之间进行锐性分离,清晰和完整地暴露眶下缘,在眼轮匝肌深面紧贴眶下缘骨膜向下分离达眶下孔平面。轻压眼球,眶隔向前膨隆呈弓状,于膨隆高点处横形切开眶隔膜,可见多余的眶隔脂肪自然疝出。如脂肪过多,可作少量切除,大部分保留,稍游离,将它铺平,充填于眶下缘5mm范围内。如眶下缘中、内侧的凹陷明显,充填量可多些,用5-0丝线将脂肪与眶下缘稍下方(不超过5mm范围内)的骨膜缝合固定,其余眼轮匝肌瓣的提紧、多余眼轮匝肌和皮肤的切除及切口缝合,都按常规操作。

(6)外眦粘连:由于下睑缘切口在外眦部不是平行或转向外下,而是延向外上隐裂内,因而上下睑在外眦粘连,形成瘢痕性赘皮,需将赘皮作 Z 成形术切除。

（7）睫毛脱落:睑袋整形术的切口应在下睑缘下 1～1.5mm,如过于贴近睫毛缘,会因损伤毛囊而致睫毛脱落或生长错乱。

（8）下睑皱襞:下睑缘出现像重睑样皱襞,这是由于下睑板前眼轮匝肌被切除,皮肤与睑板粘连之故。

（9）下睑退缩:由于眶隔修剪过度和缝合过紧,睑缘向后方牵拉的角度过大所致。正常人在原位注视时,下方角膜恰与下睑缘平齐,下睑退缩时下方巩膜部分暴露,如退缩明显应将眶隔缝合松解。

（10）感染:因眼睑血供丰富,感染较为少见,但一旦发生,后果是严重的,应该全身用药以控制感染,局部应尽早拆线及引流。

（11）睑球脱离、下睑外翻:是最常见的并发症,容易发生在巨大型睑袋受术者或老年性皮肤弹性差的受术者。所以在下睑松弛切除量的测定时必须细致、慎重,并经反复确认后再进行裁剪,对经验不足者以定点分段切除为稳妥。一旦发生,轻微者可局部按摩以促使下睑皮肤松解,一般数月后即可复原。中度者,可作下睑灰线劈开,前层和后层各切除一块三角形组织后创口行相嵌缝合,收紧下睑;或将眼轮匝肌瓣向外上眶缘提吊固定;或利用上睑旋转皮瓣、鼻侧皮瓣、颞部皮瓣矫正外翻,严重者需游离植皮矫正之。

（12）双眼不对称、切口偏低、瘢痕显露、手术效果不佳等:这些都是因为手术切口设计不对称、设计不当、缝合粗糙和脂肪球切除过多或不足,或对松弛皮肤的切除量估计不足、下睑前壁提紧不足等原因所造成。

三、睑板和眦韧带松弛矫正术

下睑松弛是面部和眶部老年性改变的一部分,睑板和眦韧带松弛也是形成下睑松弛综合性病理改变的原因之一。临床表现为外眦位置下移、下睑缘弧度增加、睑球不能紧密贴合、下泪点外移。

矫正方法很多,如眦韧带重叠术、眦韧带切除缝合术、睑板楔形切除术等,但总的原则都是为了将下睑板外侧缘或外眦韧带向外上方牵拉,固定于眶外侧缘骨膜或骨孔内,借以拉紧下睑和抬高外眦位置。

（一）睑板条法

下睑外侧部沿灰线劈开,劈开长度根据下睑松弛和需要拉紧的程度决定。将后层结膜切除一块,形成以外眦韧带下脚和睑板条组成的组织瓣,用 4-0 丝线固定于眶外侧缘内面的骨膜上,要注意不能固定于眶外侧缘的外面,否则外眦角会前移,产生不良外观。固定的松紧度要适中,不能过紧,尤其是缝线穿过睑板外眦端的位置要调整好,如果太靠上缘会导致睑内翻,太靠下缘会导致睑外翻。

(二)外眦韧带固定术

通过下睑外 1/4 处下睑缘切口分离外眦韧带下脚,同时作上睑外 1/4 处重睑皱襞切口,暴露眶外侧缘,用 4-0 丝线将外眦韧带下脚经外眦部眼轮匝肌深面,向上达上睑切口,将韧带缝合固定在眶外上缘骨膜上。

第七章　鼻部

第一节　鼻翼

一、鼻翼畸形

鼻翼畸形多见于先天性疾病,唇裂患者往往合并鼻翼软骨发育不良,鼻翼下垂、陷落鼻翼肥厚、鼻翼缩窄等将明显影响鼻部的整体外观。

(一)鼻翼下垂

鼻翼缘应该是线条协调的弧线,不能过高、过低、过直或不对称。当鼻翼下垂时,可表现为前部、后部或全部鼻翼缘下垂,侧面观可遮住鼻小柱,形成假性小柱内陷畸形,应与真性小柱内陷相鉴别。下列方法可上提并纠正其畸形:①边缘切除法;②鼻翼软骨外侧脚及中隔软骨下缘修整法;③鼻翼衬里部分切除法。

1.边缘切除法　Deneckc 和 Meyer 医师首次提出治疗双侧唇裂鼻时予以鼻翼边缘切除。这一方法又逐渐扩大至鼻翼基部切除,用于鼻翼下垂整形及鼻缩小整形。手术方法:检视下垂的鼻翼缘部位,如上部下垂则上部行鼻翼缘切除,如下部下垂则下部切除。有些病例可行保留中份的上下部分同时切除,或沿整个鼻翼缘切除一圈。切口位于鼻内软骨下,切除鼻翼缘后,组织对位缝合于鼻内。鼻翼缘扩大切除法可将切口延伸至鼻唇沟,但应注意重建鼻翼缘的圆滑和自然。鼻唇沟切口最好用皮内缝合,以免留下明显瘢痕。

2.鼻翼软骨外侧脚及中隔软骨下缘修整法　由 McKinney 和 Stalnecker 提出,即部分切除鼻翼软骨外侧脚下缘及中隔鼻尖端软骨以上提鼻翼。此法仅适用于皮肤菲薄者,采用鼻中隔下缘软骨切除术是提起鼻翼及鼻小柱的有效方法。

3.鼻翼衬里部分切除法　通过鼻内软骨间切口,切除外侧脚上缘软骨及衬里皮肤一条,亦可起到上提鼻翼的作用。但此法可能造成鼻翼边缘不规则或切迹畸形,应谨慎应用。

（二）鼻翼肥厚

鼻翼肥厚多见于黄色人种及黑色人种，在鼻翼肥厚的同时往往伴有鼻翼下垂，可切除肥厚及下垂的鼻翼组织。

（三）鼻翼上缩

鼻翼上缩多为先天畸形，易造成鼻小柱下垂之假象。其治疗方法是：作鼻前庭上方或鼻翼外侧基部切口，潜行分离鼻翼缘，在外鼻皮肤与前庭皮肤之间分离出一容纳植入体的腔隙，于鼻翼软骨外侧脚上方切取一椭圆形或长方形软骨，将其植入上缩鼻翼处分离之腔隙内，褥式固定移植体并留线向下牵引，用胶布固定于上唇。

（四）鼻翼塌陷

鼻翼塌陷亦称鼻翼缩窄，多见于白色人种，有单侧的，也有双侧的。除影响外观外，重者还有呼吸功能障碍，主要原因是鼻翼软骨及侧鼻软骨软化及发育不良，以致吸气时鼻翼塌陷。治疗方法是利用自体软骨或人工材料来加固其软骨的强度。如果侧鼻软骨处也有塌陷，可取中隔软骨或其他材料，一半置入鼻骨深面骨膜下，另一半置入侧鼻软骨深层软骨膜下，将塌陷之软骨撑起，或用植入材料支撑侧鼻软骨，褥式贯通缝合固定至新的位置。单侧鼻翼软骨缺损塌陷的治疗方法与双侧相似。

二、鼻翼缺损

鼻翼缺损多见于外伤、烧伤及肿瘤切除术后。可根据其缺损的大小、厚度，选择局部皮瓣、鼻唇沟皮瓣、耳后岛状皮瓣或游离的复合组织瓣修复。

（一）局部皮瓣法

局部皮瓣法适用于较小面积的鼻翼单纯缺损，如"Z"形皮瓣、邻近旋转皮瓣等。沿短缩鼻翼缘横形切开，放开鼻翼缘游离端，使之与正常侧鼻翼缘在同一水平。设计蒂在一侧下部的皮瓣，旋转修复鼻翼缘放开后的创面，形成"Z"形皮瓣。蒂在内侧或外侧应视创面大小、邻近软组织的松弛程度等决定。如缺损稍大，或皮肤较为松弛，也可选用在缺损一侧设计旋转推进皮瓣，皮瓣边缘多在中线侧，并可在内眦部位作附加切口。

（二）鼻唇沟皮瓣法

鼻唇沟皮瓣法适用于较大面积的鼻翼缺损者。先按鼻翼缺损的大小在同侧鼻唇沟处设计一蒂在上的皮瓣。将鼻翼缺损处瘢痕切除并松解周围皮下组织，再按切口线切开皮瓣，将皮瓣修整后折叠缝合于缺损创缘。供区创周皮下潜行分离后直接缝合，鼻孔内以碘仿纱条填塞。

（三）耳后岛状皮瓣法

耳后岛状皮瓣法适用于鼻翼缺损较大或伴鼻尖、部分鼻小柱缺损者。术前先用多普勒超声血流仪探查颞浅动脉和耳后动脉的行径，以亚甲蓝做标记，利用上述两动脉之间的血管吻合网，根据缺损大小，切取位于同侧耳后的岛状皮瓣。切口选择患侧颞部"T"型切开。显露颞浅血管及其耳后降支或与耳后动脉的吻合支，通常在耳轮上缘至其上后方 3cm 的区域内。切取耳后皮瓣，应包含蒂上的血管束。耳后皮瓣借其与颞浅血管束的吻合面得以延长蒂部，向前经皮下隧道到达鼻翼缺损部位；如嫌蒂不够长，可游离颞浅血管的蒂部。由于耳后皮瓣以血管网吻合方式与颞浅动、静脉相连，而蒂的延长必须靠游离颞浅血管束，故耳后皮瓣末端的血供有时不能得到良好保证。通常，该皮瓣修复患侧鼻翼缺损有余，而若想同时修复过中线的鼻尖和鼻翼缺损则嫌不足，在设计时应注意这一点。

（四）耳廓复合组织瓣游离移植法

耳廓复合组织瓣游离移植法适用于鼻翼全层缺损，而缺损周边组织正常、血供良好者。耳廓复合组织是修复鼻翼缺损的良好供体，可利用衬里或周边组织的血供进行游离移植。移植是否成功与切取及移植复合组织时的技巧密切相关。

术中应注意的是：①复合组织瓣离体后必须在 3～6 小时内移植；②复合组织瓣上的任何一边距离有血供的创缘不宜超过 1～1.5cm；③行无损伤操作，复合组织瓣用带齿皮拉钩或缝线牵引，避免钳夹；④受区血供良好，应将血供差的瘢痕组织切除；⑤受区创面止血不用电凝，用压迫止血或医用胶止血代替；⑥用无损伤 6-0 针线全层间断缝合，避免皮下或皮内缝合；⑦术毕局部加压包扎；⑧10 天左右拆线。

Denecke 和 Meyer 提出切取的复合组织量必须较缺损处厚 1mm、长 1mm、宽 1mm，以防其收缩后影响外形。F.Smith 提出利用鼻外侧壁的皮肤翻转作鼻孔衬里，外覆耳廓复合组织，可使后者的成活率大大提高。Avelar、Psillakis 和 Viterbo 报告利用面积为 $30cm^2$ 的耳后大型复合组织瓣修复鼻部缺损。

第二节　鼻尖

一、鼻尖畸形

鼻尖畸形多系先天性，有家族遗传倾向。常见的有鹰钩鼻，鼻尖圆钝、低平，鼻尖过高、鼻尖裂及鼻尖隐裂等。

（一）鹰钩鼻

鹰钩鼻主要表现为鼻尖过长、下垂，面部表情肌运动时下垂更明显，鹰钩鼻往往伴有驼峰鼻畸形。其产生的主要原因有：①鼻翼软骨中间脚向下过度生长，或内侧脚过长；②鼻中隔软骨过长；③鼻中隔降肌肥大。

手术方法：

1.切除过长的鼻翼软骨　经鼻孔缘切口，切除过长的两侧鼻软骨下端或鼻翼软骨外侧脚上端及外侧部。5 种不同的鼻翼软骨内侧脚去除方法。通常东方人的鹰鼻畸形，以中间脚过长为多见，内侧脚过长较为少见，常伴以鼻中隔软骨形态异常为主。可以选择上述方法之一作为鼻中隔整形的辅助方法。此法也适用于鼻尖缩小整形。

2.切除过长的鼻中隔软骨　通过中隔前缘纵形切口，切除不同方向过长的中隔软骨，以纠正相应部位的隆起畸形。

3.切断肥大增生的鼻中隔降肌　在口轮匝肌深层紧贴上颌骨切牙窝的上方切断鼻中隔降肌。

4.修整切除过多的鼻尖部皮肤　在切除上述过长软骨后，轻者鼻尖部皮肤变化不明显，重者鼻尖部皮肤即显多余，可不必处理，任其自行回缩。如果有很多的软组织多余，也可将其修剪成形以塑造纠正后的鼻尖。

（二）鼻尖圆钝、低平

有学者提出，理想美观的鼻尖高度应是鼻长度的 1/2，而黄色人种及黑色人种的鼻尖高度往往达不到鼻长度的 1/2，表现为圆钝、低平，为种族特征之一。鼻尖圆钝、低平的治疗原则是抬高鼻尖、延长鼻小柱。

手术方法：

（1）作鼻尖蝶形切口，分离解剖出鼻翼软骨，在鼻翼软骨外侧脚内、中 1/3 交界处将其切断，以延长鼻翼软骨内侧脚的长度，将两相邻内侧脚褥式贯穿缝合形成鼻尖支架，皮肤切口行 V-Y 推进以延长鼻小柱。东方女性有时鼻翼软骨发育不良，触诊鼻翼较软，则此方法效果不佳，必须在切除鼻翼软骨后，于鼻尖及鼻小柱内移植一块软骨作为鼻小柱支撑，软骨片可取自鼻中隔，以改善其效果。V-Y 鼻小柱切口可以延长鼻小柱，但有时会遗留瘢痕切迹，影响美观，手术时应慎重选择。如果选用改良的阶梯形鼻小柱切口，可以避免此类瘢痕切迹。

（2）鼻尖的外形在整个鼻造型中占有重要的地位，可应用自体鼻中隔软骨或组织代用品（膨体 PTFE）鼻尖植入，以纠正鼻尖圆钝、小柱角缺如等鼻尖缺陷，从而进一步美化鼻尖外形。切口多选用鼻腔内小柱旁切口，也可选用鼻小柱皮肤垂直切口。自体软骨或组织代用品应在鼻外先行雕刻,并选择合适的植入部位。充填的鼻尖外形可为分块状,即鼻尖一块、鼻小柱一块,也可雕塑成鼻小柱和鼻尖相连的"伞"状充填支架。以"伞"状支架外形效果较为良好,但应避免支架的异常扭曲和突起,保证植入后外形的圆滑和自然。雕塑的支架经鼻腔内切口植入预先分离的鼻尖、鼻小柱间隙,良好就位后用可吸收缝线(Dexon 等)固定于鼻翼软骨内侧脚上,缝合切口。术毕用透气胶纸围绕鼻尖压迫塑形,或可用石膏等外固定夹板固定5～7 天。

(3)鼻尖圆钝、低平合并鞍鼻者,可植入"L"形植入体,同时纠正上述两种畸形。

(4)利用延长鼻小柱的方法也可以抬高低平的鼻尖。

(三)鼻尖过高

若鼻尖高度超过鼻长度的 1/2,可视为鼻尖过高,以白色人种多见。其治疗原则是降低鼻尖高度,同时缩短鼻小柱。

手术方法:

(1)经鼻尖切口,切除鼻翼软骨外侧脚的上 2/3 部分及内、外侧脚相交的穹隆部软骨一块,缝合切缘两端软骨后,在软骨表面行多条平行软骨部分切断,以降低鼻尖高度。必要时还需切除鼻翼内侧脚下部,穹隆处隆起的皮肤可不处理或局部切除。鼻尖多余皮肤可利用 Y-V 推进或部分切除来缩短鼻小柱。严重者鼻翼外侧基部可同时全层切除一部分。

(2)经鼻孔内切口将鼻翼软骨与皮肤、粘膜分离,切除部分鼻翼软骨外侧脚的上部及内侧脚的下部,以缩短鼻尖高度。

(3)经鼻翼切口将鼻翼软骨内、外侧脚结合部软骨切除部分,同时去除部分前庭皮肤,在降低穹隆的同时,降低鼻尖高度。

(四)鼻尖隐裂

鼻尖部具有纵向轻微的双角是美的标志,然而过于明显的横向鼻尖双峰是必须纠正的鼻尖隐裂畸形。手术方法是切除两鼻翼内侧脚之间的脂肪纤维组织,将双内侧脚行贯通褥式缝合。必要时可在穹隆部切断鼻翼软骨予以重新塑形,或取自体耳软骨、组织代用品充填鼻尖部隐裂。

二、鼻尖缺损

鼻尖缺损多见于外伤及肿瘤切除术后,可根据其缺损组织的面积及深度采用不同的方法修复。若单纯皮肤缺损,可考虑耳后全厚皮片游离移植或邻近旗状皮瓣或双叶皮瓣转位修复。若缺损深达软骨组织,可考虑耳廓复合组织瓣游离移植或带蒂的鼻唇沟皮瓣、额部皮瓣及耳后皮瓣修复。

手术方法：

(一)鼻唇沟皮瓣法

在鼻唇沟处设计一略大于缺损面积的皮瓣，蒂在上方。先切开蒂部皮肤深达真皮下层，向两侧锐性分离，形成皮下蒂。按皮瓣的宽度切开蒂部及皮瓣达深筋膜层，将皮瓣及蒂部掀起，经皮下隧道至鼻尖缺损处，修复缺损创面，供区直接拉拢缝合。

(二)额部岛状皮瓣法

可采用以滑车上动脉为蒂的额部岛状皮瓣，一期修复鼻尖缺损。术前先用多普勒超声血流仪探测血管的行径，根据其血管走向设计面积略大于缺损的额部皮瓣。先切开蒂部皮肤，显露血管行径，于动脉两侧1cm处切开深筋膜，在帽状腱膜深层分离，掀起皮瓣经鼻背皮下隧道至鼻尖缺损处，修复缺损创面，供区直接拉拢缝合。

第三节　鼻小柱

一、鼻小柱畸形

鼻小柱畸形常见的有鼻小柱过短、鼻小柱内陷、鼻小柱下垂、鼻小柱偏斜等，多系先天性畸形。

(一)鼻小柱过短

根据鼻小柱过短的程度及伴随症状，可采用不同的治疗方法。

(1)鼻小术过短但鼻尖高度良好者，可切除两侧鼻翼与鼻小柱交界处边缘的部分组织，以延长鼻小柱，切缘可用5-0、6-0的尼龙线连续缝合。

(2)鼻小柱过短合并鼻尖低平者，可利用鼻翼软骨外侧脚替代内侧脚的方法，该法为软骨切断法。如果软骨较为坚挺，亦可用缝线贯通塑形缝合的方法来纠正上述缺陷。

(3)鼻小柱过短合并鼻翼基部过宽者，可在鼻小柱基底部 V-Y 推进的同时，贯通鼻小柱基部及鼻翼软骨内侧脚褥式缝合，以延长鼻小柱，缩窄鼻翼基部的宽度。

(4)唇裂鼻小柱过短者，可利用上唇组织多个 V-Y 推进，延长鼻小柱。

(二)鼻小柱内陷

鼻小柱内陷在国外多见于鼻中隔过长整形术后，该现象在鼻的侧面观时明显影响鼻的外形美,其治疗方法分 3 类。

(1)鼻小柱内陷但鼻尖高度正常者,可利用鼻中隔软骨或耳甲腔软骨卷曲移植充填内陷的鼻小柱。先在中隔前缘作纵形贯通切口,潜行分离鼻小柱,使其形成一能容纳软骨支撑的腔隙,按鼻小柱长度切取耳甲腔软骨,将其卷曲缝合以增强支撑力,然后置入分离的鼻小柱腔隙内,缝线贯通固定。

(2)鼻小柱内陷合并鼻尖低平者,可用自体骨或代用品塑成"L"形,同时纠正上述两种畸形。

(3)鼻小柱内陷合并中隔组织紧缩者,可行鼻中隔松弛切口,上部组织向下滑行,鼻棘部分凿除,以松弛中隔下部组织,同时以鼻小柱软骨植入,也可行单纯鼻中隔矩形瓣推进,或鼻中隔全层 V-Y 推进。

(三)鼻小柱下垂

鼻小柱下垂同样也影响外鼻的侧面观,其主要原因是中隔组织量过多,因此可以梭形切除全层中隔组织来上提鼻小柱,也可行鼻小柱边缘切口切除部分皮肤软组织。若伴有鼻小柱过宽,切口可设计在鼻小柱的前外侧,切除部分软组织以纠正上述畸形。

(四)鼻小柱偏斜

鼻小柱偏斜可以由外伤性、医源性或先天发育异常的唇裂鼻引起。鼻小柱偏斜往往伴有鼻孔、鼻尖甚至鼻翼的畸形,需综合治疗。在纠正鼻小柱的同时,还需纠正鼻尖的位置、鼻孔的对称性及整个鼻下部的平衡。

二、鼻小柱缺损

鼻小柱缺损多系外伤或肿瘤切除造成。若缺损仅累及鼻翼软骨内侧脚而鼻中隔完整者,可利用耳廓复合组织瓣游离移植。若合并鼻中隔缺损,可利用邻近鼻唇沟皮管或眉上皮管修复,或利用额部岛状皮瓣,或上唇人中区皮瓣修复。

手术方法:

(一)耳廓复合组织瓣修复法

在鼻尖、鼻中隔及鼻小柱基部作"工"形切口,分离皮肤、粘膜瓣,充分松解瘢痕,增加受区的接触面。按缺损创面大小,切取耳轮下方或耳垂部皮肤脂肪复合组织,供区创面修整后直接缝合。将耳廓复合组织面略行剖开,以增加其宽度,缝合于受区创面,局部加压包扎。

(二)鼻唇沟皮管法

沿鼻唇沟设计皮管,宽 1.8～2cm,长约 5cm,男性患者皮管下段设计在无须区。第一期手术先形成皮管。3周后行第二期手术,即切断皮管下端,移植至鼻尖部,受区鼻尖部应切除或松解瘢痕组织,使其与皮管有较大的接触面。再过3周行第三期手术,即将皮管断蒂缝合于鼻小柱基部,形成鼻小柱,皮管后面切开,分别与鼻中隔两侧组织缝合。

该手术方法适用于老年患者,及高加索人种皮肤松弛的患者。学者应用耳后皮管、上臂内侧皮管、颈部皮管移植,用手臂携带转移,修复鼻小柱缺损,效果良好。

(三)人中带蒂皮瓣法

人中带蒂皮瓣法包括上蒂法及下蒂法。

(1)皮瓣蒂部在上,位于鼻小柱基部,两侧位于人中嵴部,皮瓣长度视鼻尖高度而定,鼻尖部作"U"形切口。将人中皮瓣的远端去除表皮组织,向上翻转与鼻尖"U"形皮瓣创缘缝合,人中皮瓣创面全厚植皮,供区创面可直接缝合或全厚植皮。

(2)皮瓣蒂部在下,位于唇红峰谷处,沿鼻小柱基部向下形成皮瓣,皮瓣掀起后组织面植以中厚或全厚皮片。鼻尖部形成半圆形皮瓣,将上唇外翻,上提皮瓣与鼻尖创面瓦合,缝合创缘。3周后断蒂,将皮瓣下端缝合于鼻小柱基部,使上唇复位。该方法的目的是为了再造鼻小柱体的表面更接近面部肤色,但男性有须区则不能使用该法。为防止皮片、皮管、皮瓣收缩,鼻小柱重建术后均应行鼻孔内橡胶管支撑3～6个月。

第四节 鞍鼻畸形

鞍鼻是最常见的病态的鼻部畸形,表现为鼻梁的骨性和软骨部分向内凹陷,形如马鞍,鼻尖上翘,鼻孔朝前。单纯性鞍鼻仅表现为鼻梁平坦或凹陷、鼻尖支撑尚可或鼻尖表现为圆钝、低平,鼻腔多无生理功能障碍。复杂性鞍鼻除鼻梁塌陷明显外,往往伴有鼻中隔穿孔、上颌骨发育不良、鼻腔功能障碍等症状。

一、诊断标准

1.原因 先天性或后天外伤、感染,鼻中隔手术后亦可致鞍鼻畸形。

2.临床表现

(1)鼻梁扁平,或向内塌陷凹入,形似马鞍状。严重者,鼻长径缩短,鼻尖低且向后仰,致鼻孔朝向前上方,形成蝶形脸。

(2)有些患者妨碍鼻呼吸和影响发音。

二、治疗原则

1.骨折复位术　因外伤造成鼻骨及周围骨骨折致鞍鼻畸形者,可行骨折复位,矫正鞍鼻。

2.组织移植充填法　常见为隆鼻术。

(1)手术过程:在鼻前庭鼻小柱一侧或在鼻小柱两侧和鼻唇交界处做切口,于鼻背低平处或塌陷处皮下或鼻背深筋膜深层分离腔穴。然后植入组织或组织代用品,使鼻梁隆起。

(2)常用材料有:代用品:医用固态硅橡胶、羟基磷灰石、聚乙烯、聚四氟乙烯等。自体组织:主要采用骨组织,如肋骨、肋软骨、髂骨、颅骨外板等。内嵌植皮或皮瓣移植支撑法。

第五节　驼峰鼻与鹰钩鼻

鼻背过高即鼻梁部有棘状突起,隆起有如骆驼之峰称之为驼峰鼻,多是先天性鼻骨发育过度造成,少数与外伤后鼻骨错位愈合或后期骨痂增生有关。若鼻尖过长并向下弯曲,似"鹰嘴"样畸形,则为鹰钩鼻。

一、诊断标准

1.原因　先天性或外伤。

2.临床表现　鼻梁异常隆突,不平直。

(1)驼峰鼻多表现在鼻梁中部隆起,状似骆驼峰。

(2)鹰钩鼻则伴有鼻尖向下弯垂。

二、治疗原则

手术切除多余组织。通常需要在鼻前庭做切口或开放式入路。用刀、剪或骨凿、骨锉去除驼峰鼻鼻梁异常隆起处组织;鹰钩鼻尚需去除部分软骨。有时尚需做鼻骨截骨内推,必要时还需做组织或代用品移植。

第八章　唇部

第一节　大口畸形

出生即有的面颌部畸形，是由胚胎发育时期上颌突与下颌突部分或者未全融合所引起。

一、诊断标准

(1)异常口角在口角到同侧的耳垂部的连线上裂开，可以一侧或者两侧出现。

(2)出现巨大的口裂伴有双侧不对称畸形。

(3)出现一侧或双侧的面部发育障碍，头部骨骼发育异常，表现为出现瘘管、小耳、附耳畸形等。

二、治疗原则

以调整口周肌肉力量及生物力学平衡为主，重建口周正常肌肉结构与功能为目标。患侧口角畸形可以与健侧作为对比确定口角的正常位置。如无健侧对比可以把口角点定在瞳孔内侧缘与口裂水平的交点上。切开口角部红唇与白唇的交界，分离口角部的肌肉，将肌肉的异常联系打断，重新建立口角的交叉结构。分层缝合皮肤、肌肉、黏膜。皮肤与黏膜可以适当地采用局部改型术，避免造成直线瘢痕挛缩畸形。

第二节　先天性唇裂

先天性疾病。在胎儿胚胎发育时期的第五六周的时候，面部的胚胎突没有在唇部融合顺利形成，出生后即为唇裂畸形。致畸因素有营养缺乏、感染和损伤、内分泌的影响、药物因素、物理损伤、烟酒等。也可有遗传倾向、家族病史。

一、诊断标准

1.临床表现

(1)一侧或者两侧上唇部裂开,可为完全性裂开或者部分裂开,也可以表现为肌肉部裂开。

(2)上唇裂开使进食、发音障碍。牙齿发育畸形,上颌骨发育畸形。

(3)还可伴有其他面部、躯干及四肢畸形。

2.分类　依据裂开部位的不同分为以下几类。

(1)国际上常用的分类方法如下。

①单侧唇裂:

不完全性唇裂,红唇及部分白唇部裂开,鼻底部未裂开。

完全性唇裂,红唇及全部白唇部包括鼻底部裂开。

②双侧唇裂:

不完全性唇裂,双侧红唇及部分白唇部裂开,鼻底部未裂开。

完全性唇裂,双侧红唇及全部白唇部包括鼻底部裂开。

混合性唇裂,双侧裂的程度不一致,一侧鼻底裂开,另一侧鼻底未裂开。

(2)国内常用分类法如下。

Ⅰ度:裂开部主要在红唇。

Ⅱ度:红唇完全裂开,白唇部分裂开。

Ⅲ度:上唇部完全裂开。

隐裂:唇部肌肉裂开,肌肉异位附着,红白唇不整齐。

二、治疗原则

1.手术修复　恢复肌肉的正常附着,重建唇部周围肌肉功能,恢复上唇形态。

2.手术时机　3个月以上婴儿,体质可以耐受全麻手术,无急性感染性疾病。

手术方法有:①旋转推进法;②三角瓣手术;③矩形瓣手术;④双叶瓣手术等。

第三节　腭裂

上腭部组织先天性裂开,可伴有唇裂的发生。腭裂患者有软组织的缺损还伴随有骨组织的畸形。功能障碍比较严重。可以单独发生,也可与唇裂同时发生。腭裂不仅有软组织的畸形,也可能有骨组织畸形。腭裂患者常伴有吸吮、进食、语音等生理功能障碍以及面中部凹陷、咬合关系紊乱等面部畸形。

一、诊断标准

1.临床表现

(1)腭部解剖形态异常：软硬腭完全或部分由后向前裂开，使腭垂一分为二。完全性腭裂患者可见牙槽突有不同程度的断裂或畸形。形态异常，软硬腭不同程度裂开。

(2)进食困难，食物易从口腔流入呼吸道，引起呛咳，严重影响进食。发音障碍，出现过度鼻音与鼻漏气，在发音时，说话不清楚，与别人交流困难。腭裂患者所具有的发音临床特点是：发元音时气流进入鼻腔，产生鼻腔共鸣，发出的元音很不响亮而带有浓重的鼻音（过度鼻音）；发辅音时气流从鼻腔漏出，口腔内无法形成一定强度的气压，从而发出的辅音很不清晰而且软弱（鼻漏气）。这样的语音当然不能令人听清楚。

(3)口鼻腔相通，经常处于感染的状态中。鼻内分泌物可流入口腔，造成口腔卫生不良；同时进食时，食物往往反流到鼻腔和鼻咽腔，既不卫生，也易引起局部感染和溃疡。

(4)腭裂手术后，继发颌骨发育障碍，牙齿排列障碍。患侧牙槽骨向内塌陷，牙弓异常。同时，裂隙两侧牙萌出时缺乏应有的骨架支持而错位萌出，由此导致患者牙列紊乱，产生错颌。

(5)出现听力障碍，咽鼓管开放能力差，咽鼓管及中耳炎症反复发作。腭帆张肌和腭帆提肌附着异常，其活动量降低，使咽鼓管开放能力较差，影响中耳气流平衡，易患非化脓性中耳炎。

(6)体重不足：出生时，腭裂患儿的平均体重与正常儿基本相同。但在做腭裂修复手术之前，这类患儿的体重增长曲线明显低于正常儿童。

(7)上颌骨发育不足：有相当数量的腭裂患者常有上颌骨发育不足，随年龄增长而越来越明显，导致反颌或开颌及面中部凹陷畸形。

2.分类

(1)软腭裂：裂隙仅发生在软腭部，或者是悬雍垂裂。常伴有心脏畸形，小下颌、耳畸形等综合征出现。

(2)不完全性腭裂：裂隙累及软腭及部分硬腭，常同时伴有单侧不完全性唇裂发生。术后易出现腭咽闭合障碍。

(3)单侧完全性腭裂：裂隙自悬雍垂开始直抵切牙孔，与牙槽裂相连。一般伴有同侧完全性唇裂。

(4)双侧完全性腭裂:常与双侧完全性唇裂同时发生。裂隙在侧切牙部斜向外侧,与牙槽裂相连,鼻中隔孤立地游离在中央。

(5)悬雍垂裂:此类患者的病变虽在悬雍垂,可伴有软腭部隐裂,可伴有腭裂发音。

(6)黏膜下裂:也称腭隐裂。患者腭部表面上可无裂隙,但腭部肌肉组织有畸形,可有腭骨部分裂开,检查用手指可扪出裂隙。此类患者的发音呈腭裂音。

(7)软硬腭交界处裂孔:患者发音不清,软硬腭交界处裂孔,肌肉可有畸形。

(8)隐裂:腭部肌肉未在中线部愈合,腭骨板分开,但腭部黏膜相连,悬雍垂部裂开,发音有障碍。

二、治疗原则

1.术前准备

(1)腭裂整复术较唇裂整复术复杂,操作较难,手术时间较长,创伤较大,失血较多,术后并发症也较严重,因此术前的周密准备是非常重要的。

(2)儿童腭裂修复手术均采用全身麻醉,以气管内插管为妥,保证血液和口内的分泌物不流入气管,保持呼吸道通畅和氧气吸入。腭裂手术的气管内插管经口腔插管。

(3)幼儿的喉头黏膜脆弱,气管内插管可能损伤喉头或气管而引起喉头水肿,造成严重并发症,故操作时应细致、轻柔、正确,必要时术后用激素,以防止喉头水肿。

2.手术方法

(1)腭成型术法;

(2)Veau-Wardili-Kilner 手术;

(3)两瓣术又称两瓣后推术;

(4)犁骨黏膜瓣手术;

(5)提肌重建手术;

(6)软腭逆向双"Z"形瓣移位术;

(7)岛状瓣手术;

(8)单瓣术亦称后推或半后推术,适用于软腭裂;

(9)Sommerlad 手术等。

第四节　先天性唇裂整复术后继发畸形

一般的唇裂,包括单侧唇裂和双侧唇裂,经过修复手术治疗以后,治疗效果尚不能令人满意。为了提高唇裂手术的治疗效果和纠正或补充一期手术治疗的不足,施行二期、三期或更多期的手术修复也是一项重要的工作。

一般常见的继发畸形大多都是属于单侧唇裂的较轻的手术后畸形。早期修复可以避免患儿在精神发育过程产生变态心理。不过,有些较重的或属于双侧唇裂的手术后畸形,则还是最好等待患儿稍长,或至少年之时,才进行修复。因为这些畸形,很多都是随着发育而产生的畸形,它们在过早之时,常不十分明显。另外,过早地矫正这些发育畸形,有时也可能妨碍患处的继续发育。继发畸形主要包括:①上唇过紧;②上唇过松;③瘢痕增生;④红唇不显;⑤红唇凹陷;⑥红唇缘不齐;⑦红唇缘弓消失。

一、上唇过紧

上唇过紧是单侧唇裂手术后继发畸形当中最严重的一个畸形,所幸现已不多见。修复后的上唇在纵的方向过长,在横的方向过窄。上唇过紧的发生原因主要是第一次手术时的裂缘切口距离裂隙的边缘过远,以致将有用的上唇组织切除过多所致。

1.诊断标准　修复后的上唇在纵的方向过长,在横的方向过窄。

2.治疗原则

(1)上唇前移手术。

(2)Abbe 唇瓣交叉唇瓣手术。

二、上唇过松

第一次手术时的裂隙切口,过于接近裂隙边缘,以致未能达到应有的厚度;其次的原因则是第一次手术时未将唇裂的肌肉层缝合。

1.诊断标准

(1)上唇在纵的方向过短。

(2)上唇在横的方向过长。

2.治疗原则　选择一个适当的单侧唇裂修复法,再做一次唇裂修复手术。

三、瘢痕增生

第一次手术时的张力过大,切口愈合不良,缝合时未完全减张。

1.诊断标准

(1)唇部明显瘢痕,突出周围皮面。

(2)上唇在横的方向过长。

2.治疗原则

(1)可用瘢痕切除,直接缝合法矫正。

(2)可于手术前,或者手术后唇部肌内注射肉毒毒素,限制唇部的肌肉活动。

(3)增生重者可以瘢痕内注射激素治疗。

四、红唇不显

正常上唇的红唇常是较宽、较松,并且稍向前方翘起(外翻),因而就比较明显。手术时若将红唇切除过多,则缝合后的红唇即有与正常恰恰相反的情况,出现红唇不显。

1.诊断标准

(1)红唇表现过少、过窄、过紧、过于向后收缩(内翻)。

(2)妨碍唇部的功能。

2.治疗原则

(1)将上唇里面的黏膜用带蒂移植的方法转移至上唇外面,补充外面红唇的不足。

(2)预防宁可使红唇保留过多,不可过少。

五、红唇凹陷

唇裂修复后的瘢痕若为一条直线,则瘢痕的收缩有时即可使红唇发生凹陷畸形。

1.诊断标准　红唇发生凹陷畸形。

2.治疗原则

(1)较轻的红唇凹陷畸形,可用"V-Y"改形术在局部进行治疗。

(2)较重的红唇凹陷畸形,最好用曲线缝合术治疗。

(3)重新施行一次单侧唇裂修复手术,方能得到满意的疗效。

六、红唇缘不齐

唇裂修复后的红白唇发生交错,没有明确整齐的界限。

1.诊断标准　红白唇发生交错,没有明确整齐的界限。

2.治疗原则

(1)红唇和白唇的对偶三角瓣换位术("Z"字改形术)矫正。

(2)较重者则需用再切开和再缝合的方法或另作一次单侧唇裂缝合手术,进行矫正。

七、红唇缘弓消失

唇裂修复后红唇缘弓消失。

1.诊断标准　红唇缘弓消失,无整齐的界限。

2.治疗原则　在红唇上方的白唇,做一个弓形的皮肤切口将切口与红唇之间的窄条皮肤切除。通过切除的创面,向红唇做广泛的潜行分离。将红唇的黏膜与白唇的弓形切口缝合。

第五节　唇裂术后鼻部继发畸形

唇裂术后鼻部继发畸形在唇裂修复术后不可避免地发生。最好等待患儿稍长,或至少年之时,才进行修复。过早地矫正这些发育畸形,可能妨碍鼻翼软骨的继续发育。该畸形主要包括:①鼻尖不正;②鼻孔过大;③鼻孔过小;④鼻翼下陷;⑤鼻孔底部缺裂;⑥鼻翼基底过低;⑦鼻孔内皱襞;⑧鼻小柱歪斜。

一、鼻尖不正

1.诊断标准　这种畸形是单侧唇裂在一期手术以前已有的畸形,由于手术时未将畸形彻底矫正所致。

(1)鼻尖偏向健侧。

(2)患侧的鼻尖部和鼻孔边缘都向下前方移位。

2.治疗原则

(1)在鼻尖的患侧,沿鼻翼边缘,切除一块新月形的皮肤,然后将伤口缝合。

(2)鼻翼软骨整形术。

二、鼻孔过大

1.诊断标准　鼻孔过宽、过扁,与健侧不相对称。

2.治疗原则

(1)应该先将患侧鼻翼的基底游离,然后再在鼻孔底部做"Z"改形术进行矫正。

(2)鼻孔底部适当地切除一小块菱形的皮肤组织,然后缝合。

三、鼻孔过小

1.诊断标准　鼻子在横的方向过窄,在纵的方向过长。

2.治疗原则　手术可先将鼻底部切开,再在鼻翼外侧(颊部)做一个三角形皮瓣;最后将皮瓣用"Z"改形术的方法,移至鼻孔底部,补充鼻孔底部皮肤组织的不足。

四、鼻翼下陷

1.诊断标准　这种畸形是单侧唇裂、肌肉的异常附着造成。

(1)鼻尖偏向健侧。

(2)患侧的鼻尖部和鼻孔边缘都向下前方移位。

2.治疗原则

(1)在患侧鼻翼向下前方突出处,沿鼻孔的边缘形成一个三角形皮瓣,瓣的蒂部位在近中侧,其宽度应不小于2～3mm。

(2)将鼻孔边缘的切口向下延长至鼻小柱的基底和鼻孔的底部。

(3)将在鼻孔边缘形成的三角瓣向下旋转,移植至鼻小柱的基底和鼻孔的底部。

(4)将供瓣处的创面直接缝合。

五、鼻孔底部缺裂

1.诊断标准

(1)这种畸形是唇裂侧鼻孔基底部肌肉正常结构缺如造成。

(2)鼻孔底部向下凹陷,不丰满。

2.治疗原则　沿缺裂的两侧做切口;将缺裂两侧的组织潜行分离;将缺裂分皮肤和皮下两层缝合。

六、鼻翼基底过低

1.诊断标准

(1)这种畸形是修复唇裂手术时,肌肉的异常附着没有打断造成。

(2)患侧鼻翼基底部向下凹陷。

2.治疗原则

(1)"V-Y"改形术。

(2)肋骨移植术将下陷的鼻翼基底垫高来矫正。

七、鼻孔内皱襞

1.诊断标准

(1)这种畸形是鼻孔内异常的肌肉牵拉软骨造成。

(2)患侧鼻孔内皱襞,有蹼状的皮肤挡在鼻孔。

2.治疗原则

(1)"Z"改形术。

(2)"V-Y"改形术。

八、鼻小柱歪斜

1.诊断标准

(1)这种畸形是鼻小柱基底的肌肉或瘢痕牵拉鼻小柱造成。

(2)鼻小柱偏向一侧。

2.治疗原则

(1)鼻小柱基底作"Z"改形术,进行矫正。

(2)调整鼻小柱基底部肌肉,复位肌肉。

第九章　颌部

第一节　上颌骨畸形

上颌骨由上颌突、中鼻突和侧鼻突发育而成,开始于胚胎第 6 周,是面部发育的中心。上颌骨发育没有软骨生成过程,完全是膜内化骨,主要通过骨表面新骨的重建和骨缝间新骨的沉积,使上颌骨向前、向下和向侧方延长。上颌骨高度,是通过腭盖表面,牙槽突新骨的增生,牙齿的萌出,鼻旁窦的扩大及骨缝骨的沉积来增加的。上颌骨宽度,系通过牙槽舌侧的骨吸收,颊侧新骨的增生,腭盖宽度的增加,及腭中缝、颧颌缝等骨质的沉积来得到增加的。上颌骨长度的增加,则主要是靠上颌骨、额骨、颧骨之间的骨缝,以及颧颌缝、翼颌缝等处骨质的沉着。同时,上颌结节后缘、前牙唇侧处新骨的形成,腭骨后缘新骨的增加,也促使了上颌骨长度的增加。

如果上述某些部位骨质沉积或新骨形成发生障碍,可以导致不同程度上颌骨畸形的发生。临床上以上颌长度畸形为多见,造成上颌前突或上颌后缩;而上颌的横向发育不足及长、短面畸形,临床上较为少见。上颌骨发育畸形,受到诸多因素的影响,如呼吸道不畅或口呼吸的不良习惯,及环境、外伤、骨缝闭合过早、邻近组织畸形等。近来有研究表明,颌骨的生长发育受到周围软组织的影响,受到功能的需要和刺激,其中口腔与鼻腔、鼻旁窦的扩大是决定性因素,而口腔、鼻腔等的扩大则是人体生理功能的需要。也有人认为,在骨骼成分中含有的软组织基质是生长的最基本因子,骨本身的生长只是继发性的。

一、上颌前突

上颌骨长度的过度发育,可以造成上颌前突,是上颌骨最常见的发育畸形。临床表现为上颌牙列超突,开唇露齿,牙弓狭窄,腭盖高拱,呈深覆𬌗或深覆盖状。儿童时期多在拔牙减数之后进行正畸治疗,而成年人则多采用手术治疗。

上颌前突患者,通常在儿童时期有咬下唇、吮指、口呼吸等不良习惯。检查中可见前唇难以闭合、前牙超突,可伴有开𬌗、深覆𬌗(盖)等,可通过 X 线头影测量以鉴别真性下颌后缩。上颌前突可显示 SNA 角超过正常,SNB 角正常,ANB 角大于正常。

上颌前突的手术治疗,多采用上颌骨前份截骨后将其后推。临床上先拔除第1前磨牙,按设计去除牙槽骨,然后横断腭骨的前部并在后缘去除所需的骨质,再将上颌前部骨块向后移至需要的位置。手术方法常用的有 3 种,即 Wunderer 法、Wassmund 法和上颌前部截断后推法。

(一)Wunderer 法

本手术适用于上颌前份前突,难以通过简单的减数正畸治疗来达到矫治的病例。

术前作全身体检,并作 X 线头影测量,进行手术方案的设计。取牙𬌗印模,制作石膏模型,上𬌗架之后,施行模型外科,制作定位𬌗板;进行牙周洁治,去除病灶牙;拍摄正侧位相片,以作手术效果观察。将手术方案征得患者及家属的同意,取得他们的充分理解。

手术方法:常规口腔消毒、铺巾,通常可在局麻下施行手术。用 1‰普鲁卡因加少量肾上腺素(10ml 中加 1 滴)行局部浸润或阻滞麻醉,拔除双侧第 1 前磨牙,向上牵引上唇,暴露上颌前庭部,在前磨牙颊侧预计要作截骨线处稍前方,垂直切开牙龈粘骨膜,经剥离之后,在平行牙根方向截断牙槽骨。在尖牙根尖上约 3~4mm 左右,将垂直截骨线弯向前,直至梨状孔下缘。在双侧垂直截骨完成之后,于腭部作横形粘骨膜切开,切口将两侧的垂直截骨线连在一起。将切开的粘骨膜向后剥离,以裂钻或小骨凿截断腭板,并按设计去除相应的骨量,上下移动上颌前份的骨块,或用骨膜剥离器撬动骨块,使之完全游离,但勿伤及唇侧的软组织,以保证其良好血供。将骨块翻起,仔细剥离鼻腔粘骨膜,用电钻或咬骨钳去除适量的后缘骨质和部分鼻中隔,使上颌前部后移到适当的位置上。但前部牙弓往往太窄,不适合于后牙弓,此时可将前份上颌骨腭部的中线切开,将前份骨分为两块,以便扩大牙弓,使前后骨块的牙弓相适应。完成垂直和腭部截骨之后,将截好的骨块后移,按术前定位胎板就位,用唇弓将其固定在后部骨段的牙列上,𬌗板固定在唇弓上,通常勿需作颌间结扎。将切开的粘骨膜缝合,腭侧的粘骨膜剥离不大,骨质对位良好者,可以盖上碘仿纱条,不予缝合。

(二)Wassmund 法

术前准备与 Wunderer 法相似,适用于牙槽突向后推移及向上下方向移动者。血供可以同时采自唇、腭侧的软组织蒂,使手术成功率大大提高,然而其手术难度较大,唇、腭侧的截骨要在盲摸下进行。

　　常规作口腔颌面部消毒、铺巾。拔除上颌双侧的第1前磨牙,于上颌唇侧正中作垂直切口,在拔牙窝远中颊侧作垂直切口,上至颊沟底,切开骨膜,剥离至梨状孔,但尽量保留唇侧软组织的附着,暴露创面,用小裂钻作出截骨的标志,勿伤及邻近牙尖。然后用微型电锯、裂钻或骨凿去除垂直方向的骨质,并往前上方斜向梨状孔。唇侧正中切口约2cm,暴露鼻嵴与犁骨连接处,用小骨凿将其轻轻凿断或作正中切开,使其游离。于腭侧近中作一纵向切口,向左右剥离直达拔牙创面,形成左右相通的隧道,以骨钻或骨凿将腭板截断。此时,上颌骨的前份可以游离,根据后推的设计,在骨断端后缘去除适量的骨质,可将上颌前份按设计后推到手术要求的位置,戴上定位𬌗板,加以固定,严密缝合切口。若是上颌前后骨块的牙弓不协调,可将前段骨块截开,通常是在切牙之间截开,或前段作多块截骨,加以拼对固定,固定常需3个月左右。术后保持口腔清洁,适当应用抗生素,予以流质饮食。本手术需在潜行剥离的创口中截骨,尤其是腭侧面暴露不清者,要谨防粘骨膜牵拉撕裂;同时要求有良好的固定,术前需作准确的定位𬌗板,术后所有牙尖均要按计划进入𬌗板内,使骨的移动达到要求。

(三)上颌前部截断后推法

　　临床上应用上述两种方法各有其优缺点。临床工作者经过不断的改革创新,发明了上颌前部截断后推法,认为本方法视野清楚,可在直视下截骨,操作方便,出血易于控制,更适用于骨移动多的患者。

　　术前准备和设计同前述,常规消毒、铺巾,可以在局麻下施行手术。于附着龈上5mm左右的前庭沟处作水平方向切口,行骨膜切开,双侧达第1磨牙处。在骨膜下向上剥离达梨状孔和上颌窦之前壁,并剥离鼻底和侧壁的粘膜,注意局部止血。拔除第1前磨牙,以裂钻作出垂直截骨线的标记,应位于两侧牙根之间。在尖牙根尖上方4~5mm处,截骨线向前转弯到达梨状孔,以微型电锯、裂钻或骨凿,在粘膜下将骨截断,但勿损伤腭侧的粘膜,通常以左手示指置于腭侧粘骨膜上加以保护,鼻腔粘膜同样要保持完整。应用长柄圆钻或薄骨凿,截断腭骨水平部,同时用骨凿截断鼻嵴与犁骨连接处,以骨凿插入截骨间隙中轻轻撬动,骨块可以向下方旋转下降,其上面和后缘可以暴露于直视的视野中。这时,根据设计的截骨量,用长柄圆钻或骨凿去骨,也可用咬骨钳咬除,当前份骨块处于游离状态时,将其后推到设计的位置,戴入𬌗板。固定方法同前,切口以丝线作间断加褥式缝合。

　　上颌前部截断后推法应注意术前的准确设计,并要有良好的定位𬌗板。在切骨时应当按切骨的设计,定位定量,勿伤及牙的根尖,有骨出血时应以骨蜡止血,或电灼止血。粘骨膜应保持完整,防止意外撕裂,以免导致骨块坏死。术后均应保持口腔清洁,应用适量抗生素,以防感染坏死。

二、上颌后缩

上颌后缩在临床上颇为多见,同样可由于遗传和环境等诸多因素的影响而造成,其中多见于唇腭裂患者伴发的上颌发育不足。主要表现为面中部凹陷或呈碟形面,前牙反𬌗,下颌呈假性前突,造成形态和功能上的严重破坏,不伴有唇腭裂的轻度后缩。早期可以采用正畸治疗,其余可通过手术治疗。手术方法主要有上颌骨前份截骨前移术和全上颌整体前移术。

临床诊断并不困难,部分患者为先天性上颌骨发育不良,或腭裂并发颌骨发育不良,也可由于外伤后错位愈合而导致上颌后缩。X 线头影测量显示:SNA 角小于正常范围,SNB 角正常,ANB 角小于正常,从而可以区别是否为下颌骨前突。

手术治疗可以根据病情采用不同的方法,如作上颌骨前份截骨前移术或全上颌整体前移术,即沿用 Le Fort 骨折线,将上颌骨截断形成游离的骨段,并把其前移到适当的位置。

(一)上颌骨前份截骨前移术

本手术适用于上颌骨前份发育不良,面中部凹陷,上牙槽后缩形成反𬌗畸形,且正畸治疗难以收到满意效果,或患者迫切要求手术者。

术前需作全身常规检查;局部作牙周清洁和病灶清除;拍摄头颅定位片,进行测量,确定畸形的类型和程度,作出手术效果的预测;将手术方式和预测结果与患者及家属讨论,取得其充分理解,达到共识。术前需取模,制作全口牙模型两副,一副上好𬌗架。根据手术设计的要求,进行模型外科切割,拼对成理想的咬𬌗关系,将各分块固定好后,制作定位𬌗板或唇弓。通常在局麻下可以完成手术,若需全麻者,应无全身麻醉的禁忌证;需要取骨植骨的病例,应当于术前作好供骨区皮肤准备。

手术方法:常规消毒、铺巾,以小拉钩拉开上唇,暴露上颌前部及前庭沟,作一纵切口达沟底,深达骨膜,剥离骨膜至梨状孔。在手术野显露清晰的情况下,用裂钻、电锯或骨凿,作纵形牙槽骨截骨,达梨状孔,但勿伤及鼻腔粘膜。用骨凿凿断鼻嵴与犁骨连接处。

腭部根据手术设计要求,切开腭部粘骨膜瓣,予以向后翻起,暴露腭板,截断腭板使其与颊侧的纵形截骨线相接,但需注意避免切口伤及牙根。此时轻轻摇动上颌前份的截骨块,尚有阻力者,可用剥离器作骨间撬动或继续凿开,将其前移至手术设计的位置上。若前移超过 5mm,骨断端愈合有困难,应在间隙内植骨,通常取自体髂骨为多,只需较牢固地嵌入而无需固定。将定位殆板戴入,使所有上颌牙准确进入胎板内的凹模中,安好上颌牙弓,并将殆板固定于上颌牙上,必要时可作颌间固定,创口常规缝合。拉拢有困难者,可用碘仿纱条填塞,必要时可以用牙周塞治剂填塞覆盖。术后应用抗生素预防感染,予以流质饮食 2 周,餐后用抗生素漱口水含漱,颌间固定 3 周,殆板固定 3 个月。术中创面易出血,可用电灼、骨蜡止血,避免有血肿形成或渗血过多。鉴于手术方式的不断更新,本手术临床应用较少。

(二)全上颌整体前移术

本手术为上颌骨整体截断后前移,临床上称为 Le Fort 骨折线截骨,可形成游离骨段。最常用的上颌骨下降折断术,下降之后可作三维方向移动,因此应用较为自如。如果畸形不仅仅限于颌骨,连同鼻骨、颧骨也发生畸形,则应考虑采用 Le Fort Ⅱ、Ⅲ 型等术式截骨。全上颌整体前移,要取得成功决定于充分的截骨,骨块能游离移动,但也不能将骨过分凿开而致其粉碎;为了不致复发,必要时应作植骨,并加以良好的固定。

1.Le Fort Ⅰ型手术方法　采用鼻腔插管加静脉复合低压麻醉,血压应保持在 12.0/9.3kPa(90/70mmHg)左右,以控制术中出血。常规消毒、铺巾,助手用拉钩将上唇往外上方牵开,沿前庭沟处切开粘骨膜,用中刀切次骨膜,可减少出血。用剥离器在骨膜下剥离,暴露梨状孔边缘、前鼻嵴、上颌窦前壁、上颌结节,并紧贴骨面向后上方剥离到翼颌连接处,可以填塞止血。用扁桃腺剥离器沿鼻腔底部及侧壁进行剥离,此时出血较多,可以填塞止血,但不宜粗暴而剥破鼻腔粘膜,形成术后的口鼻瘘及术中出血过多。

截骨线可按术前设计,先用圆钻自梨状孔外侧缘中部至上颌结节上部,作一截骨的标记,然后用裂钻或微型电锯(来复锯或矢状锯),按标记将上颌骨锯开,再锯开颧牙槽嵴以后的骨板,并将锯竖起,锯断上颌窦的后壁。用骨膜剥离器保护好鼻腔外侧粘膜,以薄骨凿将上颌窦内侧壁凿断,应用鼻中隔骨凿凿断鼻中隔与上颌的连接。翼上颌连接处的凿断,使用弯形骨凿,刃口宽度在 1.5cm 左右。术者将左手示指放在翼上颌连接的腭部粘骨膜上,右手持弯形骨凿,放置于翼上颌连接处,凿子的方向应是较为水平并向内,不宜向内上方向。助手用锤子轻轻敲击凿子,锤子带有轻度的冲力,当翼上颌连接处被截断时,左手示指应有感觉,可防止凿破粘骨膜。在凿除过程中,凿子应沿上颌结节骨壁滑至翼上颌连接的外侧处,再调整好方向,防止凿子位置不准确而将翼板凿碎,方向不准确可以凿破翼静脉丛和颌内动脉。在截骨中,最不容易凿开的是上颌骨内后方和犁骨的后方,若不能充分离断,应作进一步检查。截骨之后,用手将上颌前部向下压,迫使上颌骨下降折断;必要时,可将上颌钳放入鼻底和腭部,用力下压,使上颌骨折断下降。

若手术设计中上下牙弓不协调,需要作上颌骨分块截骨者,在截骨下降后,鼻腔面充分暴露于手术野中,可用圆钻将上颌骨切成需要的块数,但勿将腭侧粘骨膜切破,唇侧牙龈要保护完整,以利于创口的愈合。按术前设计,将截断的骨块分别移至设计的位置上,戴上殆板,将上颌所有牙尖与殆板上的凹处全部有接触,再将上下颌作颌间结扎,于截骨的梨状孔边缘和颧牙槽嵴处作微型钛板或不锈钢丝固定,殆板也可以悬吊在眶下缘、颧骨或梨状孔边缘上。术后颌间暂时用橡皮小圈作牵引,24小时后改用不锈钢丝结扎。创口缝合之后需插入胃管,抽除胃内容物,以防术后发生呕吐,导致窒息的危险。

在上颌后缩的病例中,有时采用 Le Fort Ⅰ 阶梯型截骨术,即水平截骨线在颧牙槽嵴处转向下方约1cm,再向水平方向延伸到翼上颌连接处。一旦上颌骨前移之后,向上转弯的截骨线处会出现台阶或骨损伤的间隙,间隙的大小即是上颌前移的多少,同时间隙中可以植骨,防止前移的上颌骨后缩复发。因此水平截骨线需要提高才能形成台阶,眶下区凹陷也可随着上颌骨的前移而得到改善。当腭部需作横向扩大时,其宽度超过5mm者,应作腭部纵向附加切口,于腭中线两侧,自前磨牙至硬、软腭交界处,作一蒂宽约12mm左右的双蒂粘骨膜瓣,将其在骨膜下剥离,勿伤及蒂部以保护组织瓣的血供,这样当腭中线凿开骨骼向外扩张时,不会受到粘骨膜的影响,同时防止了腭中线部位粘膜的撕裂。上颌骨向前移动如超过5mm,术后往往易于复发,故需要在骨向前移动之后产生的骨间隙中,植入自体骨,以使截骨移位之后能稳定愈合。最近,有人采用羟基磷灰石代替自体骨,也取得了良好的效果。

2.Le Fort Ⅱ型手术方法 临床上适用于上颌发育不足,呈现上颌骨后缩伴有鼻上颌区域的凹陷,呈Ⅲ类错殆,或外伤所致的面中部凹陷的患者。应严格按照手术程序和操作要求,选择好手术适应证,否则术中或术后可发生严重并发症。

手术采用经鼻气管内插管,静脉复合麻醉,并根据手术过程行控制性低压麻醉,以防止出血过多。术前准备同前,但需剃光头或剃除离发际以上20cm区域的头发。切口有两种进路。一种作双侧鼻旁切口、眶下缘切口加口腔内切口;另一种是双侧冠状切口加口腔内切口,必要时作眶下缘辅助切口,以便暴露眶下缘。

采用双冠状切口者,常规消毒、铺巾,抽取含有副肾上腺素的生理盐水,自耳屏前经耳面交界处,发际后6.7cm,经颞区、头顶部到对侧,作局部浸润后,将皮肤至骨膜切开,形成双冠状切口。切口两侧创缘上作连续缝合,或上止血夹,颞区切至颞肌筋膜浅层。在顶部的帽状腱膜与骨膜之间进行锐性分离,向前下方翻转皮瓣,在额部切开骨膜,暴露骨面;在颞肌附着前缘和颧骨额蝶突处切开骨膜,也暴露骨面。于骨膜下剥离,直至眶上缘,可见到眶上神经,用小骨凿凿开眶上孔的边缘,使神经游离后得到进一步保护,避免额肌功能损坏。暴露鼻额缝、眶内外部,皮瓣可继续往下剥离,鼻背自根部可以清楚地暴露。用小骨膜剥离器剥离泪囊,保护鼻泪管,显露前后泪嵴和泪沟,进而可以显露眶内侧板和眶下缘的眶内部。截骨线置于泪沟的后方较为安全,这样韧带和泪器可以随着骨块前移。在鼻额缝处以裂钻切开,于泪沟后方横过眶缘,绕过泪沟将眶内侧板截断,在眶下孔内侧将眶缘截断,往下截骨到梨状孔下缘水平处。在口内双侧尖牙至第 1 磨牙的颊沟处作切口,剥离骨面到眶下区、上颌结节处,在上颌窦前壁处向后截骨,直至翼上颌连接处,内侧与眶下孔内侧的截骨线相连。以弯凿凿开翼上颌连接处的方法同术式 Le Fort Ⅰ型。当凿断筛骨垂直板和犁骨,骨凿插入鼻额缝后,方向应朝向软、硬腭交界处,以左手示指放在口腔内作引导,防止凿破粘膜、硬脑膜和颈椎。截骨后可用骨凿撬动骨块,或用上颌钳夹住上颌骨鼻、腭面,逐渐摇动并下降上颌骨,使其松动游离,并将其前移到应矫正的位置,骨缝较大者应予以植骨,并作骨间微型钛板或不锈钢丝固定。将殆板戴入,并与上颌唇弓固定,再将殆板与眶下缘或颧骨固定,常规缝合创口。

另外,鼻旁切口、眶下缘加口腔内切口,除切口之外,其方法大致与双冠状切口相同。

3.Le Fort Ⅲ型手术方法 本手术适用于严重的颅颌狭窄症,上颌骨后缩伴有外斜视,以及颧骨发育不足伴有鼻上颌发育不足的患者。临床上将手术分为颅下水平截骨术和经眶上缘水平(经颅内)截骨术,以及一些改良的术式。本节仅介绍颅下水平截骨的方法。

采用头皮冠状切口,常规暴露眶骨及鼻上 2/3、颞窝和颧骨颧弓。在口内前庭沟处作深达骨面的横形切口,往上剥离,暴露上颌骨下 1/3。鼻根部作类似于 Le Fort Ⅱ型的切口,切开眶内壁、眶底和部分眶外侧壁。眶底切口可伸入眶内 1.5～2cm,根据需要选择伸入的多少。在鼻根部横断鼻骨,并于眶内、外侧壁垂直截骨,于眶底横向截骨将两侧垂直截骨线连在一起,然后将翼上颌连接处及颧弓截断。上颌骨的垂直切口可以是直线,也可以是做成台阶形状,用上颌钳牵拉整个上颌骨前移到术前设计的位置。所有骨间隙中均行游离植骨术,固定好外眦韧带,再将颞肌前推缝合固定于眶外侧壁,骨间固定方法和术后处理同 Le Fort Ⅰ型截骨术。

影响颌骨移动的稳定性因素很多,包括年龄、手术方法及正畸治疗等。

颌骨三维发育的时间不相同,上颌横向发育约在 12 岁完成,前后方向在 12～14 岁左右完成,而垂直方向的向下生长以及牙列向前移动,男性在 18 岁,女性在 16 岁左右完成。对发育尚未完成者,应于术前通过一系列 X 线头影测量,评价颌骨生长类型、发育是否合乎比例以及是否需要行外科正畸与牙粭的矫正术。

外科手术将上颌骨折断下降,必须充分游离。若有部分骨性相连,或是移动很少,加上软组织被牵拉之后,有一定的张力,都可以导致畸形的复发。术中移动上颌之后所产生的骨间隙,需作植骨术,以防止间隙的缩小。通常上颌前移可以矫枉过正 2～3mm,植骨后会较稳定;在前移 5mm 以上者,则更需要植骨,同时可以促进骨性愈合,有利于移动后效果的稳定。术中固定十分重要,学者认为,不仅要作牙齿的固定、颌间固定,同时还要作骨间固定,可以用钢丝作结扎或悬吊,临床上以微型钛板固定最为牢固。

上颌后缩的术前正畸治疗,主要是因矫治颌骨畸形而产生。牙代偿性错位畸形,通常是将上前牙向后牵拉及下前牙向前推,使其牙轴向恢复正常,排列整齐。如前所述,上颌牙弓宽度不足时,可将上颌截成数块,重新排列,组成合适的牙弓。当然,术后有时仍需正畸治疗,关闭术后遗留的间隙,调整颌间牙的尖窝关系,这样才有利于巩固正颌手术效果,防止术后畸形的复发。

三、上颌横向发育不足

上颌骨发育不足,可表现在三维方向,这里只讨论上颌横向发育不足。其主要临床表现是面部及上颌牙弓狭窄,后牙反粭甚至锁粭,影响咀嚼功能和容貌。若是错粭不甚严重,可以采用正畸方法,利用扩弓弹簧产生持续机械力量将腭中缝处扩开,从而使牙弓扩大。若将腭中缝处切开,可以更快地达到扩弓目的;若将牙槽处的骨切开,则能在短时间内扩弓,达到尽可能减少基牙牙周受力的目的。

手术通常应在全麻下进行,个别病例可以采用局麻,辅助使用镇静性药物。

患者平卧,取头后仰位,用小圆刀片在距龈缘 2mm 的腭部处作马蹄形切口,深达骨面,以骨膜剥离器在骨膜下剥离,将形成的粘骨膜瓣向后翻转。手术时应注意不要剥破粘骨膜,尤其是中线处的粘骨膜,切勿损伤出自腭大孔的血管神经束,借以提供良好的血供,但自鼻腭孔来的血管神经束可以切断结扎,以使粘骨膜瓣能更好地游离,局部出血可用含有肾上腺素的纱布压迫。用微型电锯或小裂钻在腭中缝部自后向前切开,仅将骨质切开,保持鼻腔侧的粘骨膜完好无损。用双斜面的薄刃骨凿,将上颌中切牙间的牙槽嵴及腭中缝劈开,在劈开前可用裂钻在中切牙间作切骨线,以防牙根尖的损伤。成年人骨质较厚,所以此骨切开后应当延伸至嵴上

1cm 处,直达唇沟部处,使上颌可以左右活动。若在尖牙区处作粘膜纵切口,则用剥离器向后潜行剥离,在上颌骨外侧骨皮质上,以裂钻作骨切开,长约 3cm,注意慎勿伤及上颌牙根尖,分别将唇颊沟和腭部的切口缝合。

将已经设计好的上颌扩展分裂簧置于上腭部,以两侧前磨牙和第 1 磨牙为基牙,将扩展簧加力,每日 1 次,使其扩展到错𬌗或反𬌗得到矫正为止。扩弓时牙齿不能有疼痛,通常 7~10 日左右可达到要求,但需维持 4~8 周,使骨间隙有新骨形成,使扩弓后效果稳定,避免复发。腭裂患者虽然中线无需切开,但牙槽嵴中有瘢痕形成,其扩展速度缓慢,扩展装置维持时间需较长,通常要 3 个月左右才能达到矫治的效果。

第二节　下颌骨畸形

下颌骨畸形在临床较为常见,常表现为下颌前突、下颌小颌或后缩、偏颌、小颏、巨颏及下颌各种获得性畸形等。

一、下颌前突

下颌前突在临床上较为多见,给患者的言语、咀嚼等生理功能造成了严重障碍;同时其对外形具有破坏作用,因而给患者造成了严重的心理创伤,使正常的社会交往活动受到了影响。

下颌前突的发病因素较多,常见的有遗传、疾病和创伤。下颌前突可以有家族史,同一家族中有多发病例。部分病例在婴幼儿时期,局部创伤之后,可引起血管增加,促使下颌过度生长,产生下颌骨前突。创伤因素更多引起的是小颌畸形。严重下颌骨骨折产生的错位愈合,亦可导致下颌前突。临床上遇到颌骨、颜面和舌体的血管瘤,及内分泌紊乱造成肢端肥大症等疾病,均易造成下颌前突。

下颌前突使面下 1/3 向前突出,从正面可以看到下颌突出,面下 1/3 较正常人宽,鼻翼基底部较窄,部分病例两侧不对称,面中部显得后缩,可伴鼻唇沟消失或变浅,颏部可以前突;从侧面观察,下颌前突或伴有颏前突,下颌角较钝,下唇可以外翻,严重的病例可导致闭口不全。必须指出,下颌前突的容貌特征,受到三维方向位置的影响,如面下 1/3 高度增加,可使下颌前突程度相对减轻,相反则会显得突出。

下颌前突常会造成严重的咬𬌗错乱,其中以前牙的反𬌗与开𬌗最为常见,后牙可呈安氏Ⅲ类错𬌗,咬𬌗平面可形成阶梯式。但下颌前突𬌗畸形主要根据下颌与颅底的位置关系较正常人突出来判断。

常见的下颌前突可分为各种类型：①上颌正常而下颌前突，可伴颏前突；②上颌后缩，下颌前突；③上颌后缩，下颌正常，临床上显得下颌突出；④下颌前突但偏向一侧，称下颌偏突颌畸形；⑤上、下颌均前突，称双突颌。

下颌前突的治疗，主要以外科截骨为主，配合正畸治疗；对于只有牙槽部或前牙轻度畸形，正畸可以收到良好的效果。目前，下颌前突的截骨方法有 3 种，现分别叙述于下。

（一）下颌体部截骨术

此手术最早由 Hullihen 提出，后来经过不断改进，可以矫治多种下颌骨畸形，尤其适用于下颌前突伴有开𬌗的病例；对下颌宽度畸形者，联合正中切口截骨，能收到良好的矫治效果。手术的切口可以在口外或口内施行，当前趋向于口内切口，因为口外切口有瘢痕，会影响外形。临床上体部截骨包括下颌体前份截骨和后份截骨两种，介绍于下。

1.下颌体前份截骨术　本术式包括垂直截骨、斜形截骨、"V"形截骨、水平截骨及阶梯形截骨等。各种术式均有其相对适应证。阶梯形截骨操作虽有一定难度，但可以避免下齿槽神经的损伤，固定方便而牢固，口外可以不留瘢痕，适合于下前牙开𬌗并前突的病例。

术前需作周密的测量，可在 X 片上测量，裁剪拼对，确定截骨的部位和数量；然后进行模型外科加以证实，并可在计算机上模拟手术，预测术后发生的变化、牙弓和颏部的形态，决定是否需要进行颏成形、根尖下截骨手术，以辅助矫正畸形。手术可在全麻或局麻下进行。全麻经鼻插管至气管内，辅助以静脉麻醉，有利于截骨后咬𬌗的观察。局部麻醉可作双侧下齿槽神经阻滞并加局部浸润麻醉。于前磨牙间牙龈乳头处作垂直切口至口腔前庭，切开骨膜后，将牙龈剥离，翻起粘骨膜，暴露颏血管神经束，并将其从软组织中游离一段，以使手术区充分暴露；继续向下剥离至下颌下缘，并转向内侧作充分剥离，在颌骨上作好截骨线的标志，呈阶梯形，酌情拔除前磨牙。用裂钻或微型电锯沿标志线截骨，可用骨凿配合，将下颌骨按计划截断，不损伤颏神经，松质骨出血可用骨蜡止血，将中间那块骨去除。以相同方法将对侧的颌骨截断。此时下颌前部可以自由移动，若有干扰点，应予清除。将颌骨前部向后移至设计位置，戴上咬𬌗板，使所有牙均咬在𬌗板上；然后作颌间结扎，在垂直截骨线近下缘处作微型钛板，每侧两个螺丝，或用不锈钢丝结扎，进行固定，再拆除颌间结扎，分层缝合，颏部需作加压包扎。

2.下颌体后份截骨术　后份是指颏孔以后部分的下颌骨，手术有损伤下齿槽神经的危险,术中应将下齿槽神经从神经管内剥离出来,加以保护。此手术适用于安氏Ⅲ类错𬌗,并有后牙缺失的病例。临床上可用其他类型手术配合,如水平截骨、矢状截骨、下颌正中骨联合处截骨、上下颌同时联合截骨等,借以矫治各类复杂的骨畸形,以期恢复咬𬌗和外形。

术前设计与前份截骨相同。沿牙龈切开,切口自截骨区远中一个牙齿到近中的一个牙齿,垂直向下切开至龈颊沟和骨膜。在骨膜下剥离,暴露骨面和颏神经,直到下颌下缘,由此适当剥离内侧软组织,以小裂钻在颊侧骨表面作截骨的标志线,同时标明下齿槽神经行走的方向。然后以裂钻或微型电锯沿标志线切开密质骨,用骨凿去除密质骨部分,用刮匙清除松骨质,使下齿槽神经暴露,并直至其游离。在保护好下齿槽神经后,将下颌骨截断。根据不同情况可分别应用裂钻、电锯或骨凿,安全地截断下颌骨。以同样的方法截断对侧下颌骨。游离前段下颌骨,将其移动到设计的位置上,使前后两骨块有良好的接触。戴上𬌗板,使所有上下牙均咬于𬌗板的设计位置上,作颌间结扎;然后在断端两侧钻孔,作微型钛板固定或不锈钢丝结扎,每侧有两个螺丝。注意保护牙根,故应将固定的位置靠近下颌下缘处。冲洗创口之后,分层缝合创口,保持颌间固定6周。

(二)下颌升支部截骨术

下颌升支截骨的类型较多,早在1905年Lane就提出升支水平截骨术。以后又有Pichler采用倒"L"形升支截骨,Robinson应用升支斜形截骨和升支垂直截骨,以及Obwegeser介绍了升支矢状劈开截骨术等。现介绍下颌升支垂直截骨术、倒"L"形截骨术和水平截骨术。

1.下颌升支垂直截骨术　下颌升支垂直截骨是有其解剖学基础的。下颌骨升支的血供主要来源于颈外动脉上颌支,通过附近的肌肉血管供应骨骼各部位。髁状突的血供来源于翼外肌上头和关节囊,髁颈部血供来自翼外肌下头,升支部接受来自翼内肌和咬肌的血供。因此,截骨后骨段上附着的肌肉越多,其血供越好,有利于截骨后骨的愈合,手术中应多保留一些软组织,尤其是近心段。

本术式适用于下颌前突严重,下颌需后退超过10～15mm,伴有偏颌而两侧需后退不多,除后退外尚有转方向移动,及首次手术错位愈合,或不愈合而失败,需重新行手术矫治的病例。

(1)口外法下颌升支垂直截骨术:本方法的主要优点是:手术野暴露清楚,便于操作,可用微型电锯、牙科裂钻甚至是小骨凿截骨;截骨位置准确,不易造成下齿槽血管神经束的损伤;髁状突易于保持其正常生理位置,有利于截骨后两骨段的固定,促进早期愈合;术中损伤小,术后肿胀轻,出血等并发症少。唯一不足的是皮肤留有瘢痕,许多患者难以接受。

常规消毒、铺巾,采用经鼻腔气管内插管全身麻醉。沿下颌角下缘下 2cm 作长约 3～4cm 与之平行的切口,后缘自耳垂向前不超过咬肌前缘,切开皮肤皮下,切断咬肌和翼内肌附着处,注意保护颈阔肌深面、颈深筋膜浅层表面的面神经下颌缘支。将创缘肌肉往上拉开,在骨膜下用剥离器向上剥离至髁状突和喙突根部,但需保留升支后缘的咬肌附着,以及翼内肌在下颌骨升支内侧和后缘的附着,这对术后髁状突的稳定及血液供应是十分有利的,同时由于肌肉的收缩拉力,可使截骨后的骨段紧密接触,有利于骨的愈合,增加骨段的稳定性。

采用骨钻、电锯或骨凿,自乙状切迹的中部向下至角前切迹,切骨线行走于下颌升支外侧隆突后方,距下颌后缘 5～7mm,这样不会损伤下齿槽血管神经束,关节囊与翼外肌亦未受到破坏。为了截骨的准确性,在截骨前可用圆钻作好截骨线标记,然后再开始截骨。两侧截骨后,可将下颌骨后徙,使后段重叠于前段的外侧,但需保持髁状突在关节窝内。操作时可将一只手触及关节窝区,另一只手将前段向后推至设计的位置,观察髁状突的位置。必要时可进行适当纠正,以减轻移位的程度,防止术后发生关节功能紊乱及复发。在髁状突位置正确的情况下,可以在两骨段上钻孔,作微型钛钢板骨间固定,每侧有两个孔,或行不锈钢丝结扎,固定时应注意后段要有适当的向上的矢力,防止髁状突向下移动。冲洗后缝合创口。颌间固定约需 6～8 周,拆除后可戴颏兜半年以上,以对抗开𬌗肌群的牵拉,防止术后复发。错𬌗较轻者,术后行全牙列调𬌗,否则应行术后正畸治疗,以达到上下牙的良好接触,为𬌗关系的稳定创造良好条件。对有舌不良习惯者,可用舌不良习惯矫治器加以防止。

(2)口内法下颌升支垂直截骨术:本手术适用于下颌前突畸形,不愿意作口外切口,后推在 1cm 之内的病例。其优点是口外皮肤没有瘢痕,不会损伤面神经下颌缘支。但由于其暴露困难,视野不清楚,不易准确地截骨,而且必须具备有微型电锯,一般没有此种设备的医院,很难开展此种手术。

上好张口器,自下颌磨牙胎平面之上 1cm 处,沿外斜线切开,并向下延伸至第 2 磨牙相应之口腔前庭颊粘膜处,直达骨面,避免损伤颊动脉、静脉和神经,勿使颊脂垫脱出,影响手术视野的显露。用骨膜剥离器剥离升支外侧,暴露外侧面、升支前缘、乙状切迹、喙突以及髁颈的下部,后缘处的肌肉可以保留,剥离下颌角前段处的咬肌和翼内肌,将 Shea 牵开器(又称 W-L 牵开器)插入升支后缘的中部或乙状切迹,在下颌角下方上好拉钩,由助手协助显露手术野,防止软组织牵拉损伤。此种拉钩带有冷光源,深部视野清晰可见。

采用摆动锯,以乙状切迹、角前切迹和下颌骨后缘作为参考标准,在设计的截骨线上,先在升支中部开始截骨,将全层切透,再向上并轻轻转动锯片,直至乙状切迹,然后锯片沿切骨线向下,以同样的方法切至角前切迹。若截骨线与升支后缘呈一定角度,自乙状切迹至角部,呈一斜线,则称为斜形截骨。用与上述垂直截骨同样的方法完成对侧升支的截骨后,将前骨段向前拉,在骨段间插入弯形的骨凿或剥离器,将后段向上撬起,用骨膜分离器将骨膜与翼内肌附着并推向后缘,然后将前段向后推,使其就位于定位拾板,后段在外与前段重叠。通常保留的翼内肌的张力可使两骨段紧密贴附,不需作骨间固定;或者在两骨段的密质骨上钻孔,行钢丝结扎。也有学者在后段下端松骨质中向后钻孔,穿上钢丝,绕过后缘从两骨段间穿出,结扎固定于磨牙部位的唇弓上,术后 4 周拆除这类固定钢丝,效果良好。再次检查髁状突位置,应在关节窝内,行颌间结扎 6 周,创口以生理盐水冲洗,分层缝合。

本手术的并发症主要是髁状突移位,因术中观察不仔细,骨段移动时造成髁状突移位,或是由于咀嚼肌群的强大,术后不断牵引所附着的骨段,而产生移位。为此术后需定期复查,观察 X 片中骨的稳定性、愈合情况和髁状突的变化,以及牙周和牙髓的情况;同时需保持颌间结扎到足够的时间,必要时需加用颏兜。手术中应注意防止后段发生骨折,特别是后段骨较窄时,在往上撬的过程中,不慎会造成骨折。

2.升支倒"L"形截骨术　与垂直截骨相类似,适用于下颌后缩较多的病例。这一术式有利于消除由于下颌后退时颞肌张力所造成的障碍,保持髁状突正常的生理位置。其与垂直截骨不同之处在于:截骨自下端开始,通过下颌孔后方,到达孔上方约 2～4mm,向升支前缘作水平截骨,形成倒"L"形的后骨段。操作方法与升支垂直截骨类同,并作微型钛板内固定。

3.升支水平截骨术　是升支最早开展的手术之一,用以矫治颌骨畸形。其方法如下:通常在全身麻醉下,于口外作颌后至下颌下缘的弧形切口,切开颈阔肌,在面神经下方向上分离,暴露下颌骨下缘,切开咬肌附着后,在骨膜下将升支外侧附着的咬肌剥离,直到髁状突、喙突根部,乙状切迹显露,再剥离下颌支前缘骨膜及部分颞肌附着。在升支外侧隆突上方 5mm 左右,以摆动锯作水平截骨。有人主张以线锯截骨,横断之后将下颌骨段后推至理想位置,在骨端处钻孔,作微型钛板固定,或作不锈钢丝结扎。冲洗创口后,分层缝合创口,并作牢固的颌间固定。

通过临床应用,认为本方法缺点甚多。骨水平截断之后,骨面上下端的接触面较小,愈合受到一定影响;两端附着肌肉不同,牵引力强大;上端骨段受到翼外肌和颞肌的牵引,常会发生移位,若有软组织嵌入骨间隙中,可影响截骨面的愈合,甚至不愈合。因此,为了促进骨愈合,需作牢固的颌间固定,约需 10 周以上。手术容易损伤面神经和舌神经;术后复发率很高。基于以上原因,使用这一方法者逐渐减少,这里仅作简单介绍,以供临床参考。

(三)根尖下截骨术

根尖下截骨术是指在根尖下作水平截骨,与垂直截骨线相连,使骨块移动,但要保持粘骨膜与骨块相连,以保证血供。下颌根尖下截骨是手术矫治下颌前突的最常用方法之一。由于手术后前牙骨段可在三维方向移动,故能运用于上颌前突、双颌前突、开胎、前牙深覆胎或深覆盖等畸形的矫治。在下颌前突的病例中,其适用于两种情况:其一,下颌反胎,下前牙过高,若要后退,则过高的前牙形成阻挡,为此必须降低下前牙,需作下前牙根尖下截骨,去除一部分骨质,但往往不需拔除前磨牙。这样,术前 X 片辨认牙根的位置是十分需要的。其次,运用于前牙反胎不甚严重的病例,通常为不超过 3mm 的反覆盖,外观表现以下唇前突为主,而后牙咬胎尚可以。通过下颌前牙根尖下截骨,拔除第 1 前磨牙,在牙槽窝处造成间隙,后退下前牙骨段,达到矫治下颌前突的治疗效果,但仍可保持下颌下缘的完整性,术后牙骨段稳定性好,愈合快且外观良好。因此,根尖下截骨是理想的辅助手术。

手术步骤:常规消毒、铺巾。通常可在局麻下进行,采用 0.5%～1% 普鲁卡因,含适量的肾上腺素作浸润麻醉。在下颌前庭沟处作横向切开,其长度可因截骨的大小而定,如骨段包括两侧尖牙,则切口应达到两个前磨牙之间,肌肉切开应当向下斜,尽量保留牙骨段表面肌肉的附着。在颏孔处应慎重保留颏血管神经束,然后切开骨膜,使软、硬组织的切口不会重叠在一起,这样对创口愈合有利。在截骨处将骨膜向两侧剥离,唇侧牙龈粘骨膜要保持其完整性,以便术后创口愈合,尽快恢复牙周和牙髓组织的功能。

在尖牙根尖下 0.5cm 处作水平截骨,骨段的高度从尖牙牙尖到水平截骨线应是 2.5～3cm 左右。根据术前设计,后退下前牙骨段者应拔除第 1 前磨牙,切除部分或全部牙槽窝处的骨块;若是垂直移动牙骨块者,则不需拔牙。截骨时,应当用一手指按在舌侧牙龈处,作为截骨时的引导,截骨从唇侧开始,但要求将舌侧密质骨切开,而决不能将舌侧牙龈粘骨膜撕伤。按手术设计,将垂直截骨线与水平截骨线连接在一起,使前牙骨段带着舌侧粘骨膜可以移动。在垂直截骨时,应将窄剥离器插入舌侧牙龈粘骨膜与牙槽骨之间,防止在截骨时舌侧牙龈的损伤。向上移动前牙骨块之后,根尖下截骨处产生的间隙应作松骨质植骨;若向下移动前牙骨块时,应当根据设计要求,作两个平行的骨切口,将其间的骨质去除。若骨块较大,截骨时易造成颏神经损伤,这时应当小心地将颏孔周围的密质骨去除,暴露颏神经,将其游离并加以保护。

由于前牙骨段较小,软组织附着也少,仅有舌侧牙龈粘骨膜附着,为此血液供应较差,许多学者担心截骨后骨段存活问题。大量临床资料表明,手术时操作轻巧,移动后的牙列紧密并与𬌗板相接触,只要唇弓及𬌗板固定,再行下颌牙间的单颌结扎(植骨者需行颌间结扎),缝合时先缝合肌层,再缝合粘膜,加上颏部敷料加压包扎,则手术往往可以成功。目前,本术式已在临床上普遍应用。

从以上叙述可以看出,下颌根尖下截骨有一定并发症,在术中要特别注意。多见的并发症是牙骨段的缺血坏死,这要求术中操作应轻柔、准确,严防舌侧牙龈粘骨膜与骨段分离。水平截骨线与根尖应保留有 5mm 的距离,以防止因血液供应不足而引起牙髓坏死或退行性变。术中除舌侧之外,还要保持唇侧牙龈的完整无损,避免术后牙周萎缩。手术中要注意按术前的设计进行,去骨要达到要求,要有理想的𬌗关系;术后可应用舌侧夹板,并适当延长固定时间,以防止术后畸形复发。

二、下颌后缩

下颌后缩的含义是下颌位于正常上颌骨的后方,通常包括发育障碍而引起的小颌畸形。

临床上下颌后缩畸形常表现为面下 1/3 向后缩,前牙呈深覆𬌗和深覆盖,后牙呈安氏Ⅱ类错𬌗畸形的𬌗关系,面部的垂直距离缩短。这类畸形务必作仔细的临床检查和 X 片上的测量,明确上、下颌骨与颅底的相对位置关系,才能明确诊断,否则,下颌后缩容易误诊为上颌前突;同样,上颌前突亦易误诊为下颌后缩。下颌后缩的面形特征表现为"鸟形面",颏突度变小或缺如,上颌相对前牙突出,颏颈距离缩短,颏下区的软组织相对显得隆起。

这种畸形一般是由先天发育障碍、遗传因素,以及后天的创伤、炎症、疾病等所导致。最常见的发育障碍是第一、二鳃弓发育异常,使下颌骨受累,可为单侧,也可为双侧,升支和体部也可以同时受累,并可波及髁状突,伴颧弓、颅骨、乳突、岩骨、中耳听骨等发育障碍,严重者局部缺如,从而构成颅颌面发育不全。创伤是本病发病的主要因素之一,产钳、跌伤均可造成关节脱位,尤其是髁状突的损伤,可造成下颌骨发育障碍。炎症也是病因之一,类风湿性关节炎、邻近中耳炎的扩散,都会造成关节内病变,甚至强直,严重影响髁状突及颌骨的生长发育。另外,获得性严重创伤后的错位愈合、病变手术切除后,均可造成严重的下颌后缩或小颌畸形。为此,许多学者常将引起下颌后缩的病因分为先天发育性和后天获得性。先天性因素归纳为宫内发育障碍、髁状突发育不良和原发性小颌畸形,综合征中有 Treacher Collins 综合征、Goldenhar 综合征和 Mobius 综合征等。

经过临床仔细检查,可以发现下颌后缩或小颌畸形有以下特征:下颌升支和下颌体的长度、宽度均不足,甚至高度也较低;X 线头影测量中,可以发现此类患者的 SNA 角基本上属于正常,而 SNB 角小于正常,前牙呈深覆𬌗或深覆盖,后牙呈远中错𬌗,诊断并不困难。下颌后缩的治疗主要是行外科手术治疗,配合正畸治疗。有关节强直者应先行关节成形术,使下颌恢复活动,这对患者颌骨发育有积极的促进作用。外科手术主要有两大类,即下颌升支部截骨术和下颌体部截骨术。

升支部手术方式较多,有水平截骨、倒"L"形截骨、升支斜形截骨等,经临床应用,效果均不理想,有各种缺点,逐渐被淘汰。Obwegeser 提出了升支矢状劈开截骨术,Dalpont 对该手术进行了改进,增加了截骨面的接触面积,从而有利于术后骨愈合,减少畸形的复发。此外,若是下颌骨发育太小,张口受到限制,矢状劈开有困难,则可以作口外切口,行升支"C"形截骨术。

体部截骨方法有"L"形、倒"L"形、台阶式和复向台阶式。倒"L"形术式可以避开颏孔;后两者截骨线在颏孔的后方,易造成下齿槽血管神经束的损伤,目前已很少使用。

(一)下颌升支矢状劈开术

本手术是从下颌孔上方至下颌角前方的骨质,行矢状方向劈开,移动下颌骨到设计的位置上,以达到矫治颌骨畸形的目的。这种手术方法由瑞士口腔颌面外科专家 Obwegeser 首先报告,但其截骨后接触面较小。Dalpont 进行了术式的改进,手术不仅限于升支,还将矢状劈开扩展到下颌角前方的骨质,使术后增加可接触面。为此,这一手术被称为 Obwegeser-Dalpont 手术。因其具有诸多优点,如适应证广,经口内进路则口外不留瘢痕,不影响美观,方法较简单,效果肯定,又不牺牲牙齿,术后咀嚼肌能较快恢复功能等,近年来被广泛应用于临床。其主要缺点是经口内手术,暴露不清楚,初学者难以掌握,又需要一定的特殊器械;早期曾有骨段坏死等并发症。骨缺血性坏死主要是由于手术者为了视野清楚,过多剥离表面附着的肌肉等软组织,造成术后骨段血流量减少所致。

手术方法:在对侧上、下颌牙齿间放置张口器,张开嘴后暴露手术野,自下颌升支前缘中点稍偏颊侧,沿升支外斜线切开骨膜,下达第 1 磨牙处;下颌后徙者切口可以较小些,而下颌前徙者其切口可以适当延长至第 2 前磨牙。采用骨膜剥离器在骨膜下剥离,首先将喙突根部暴露,然后用 Kocher 钳夹住喙突根部,以便暴露升支内侧骨面。在乙状切迹与下颌小舌之间,剥离骨面 1cm 左右,即可行水平截骨,无需暴露下齿槽神经束。

用隧道拉钩在下齿槽血管神经束与升支内侧骨面之间插入,将血管神经束向内拉开,加以保护。在下颌孔上方 2～4mm 处,用较粗的圆钻作水平方向截骨,磨开密质骨之后,改用矢状锯或裂钻,在升支前缘上份作骨的矢状切开,然后用纱布填入舌侧创口,拆除 Kocher 钳,暴露下颌角前部的创口,在第 2 磨牙颊侧垂直切开密质骨直至下颌下缘。至此,完成了下颌上方的水平骨切开、升支前缘的矢状切开和下颌外侧的垂直切开,并使 3 个切口连接在一起。需要指出的是,升支颊侧面无需剥离软组织,以保持良好的血液供应;在截骨时应不留相连的骨质,要充分将其切开,否则在劈裂时易造成骨折。

采用宽约 5～7mm 的薄而锐利的骨凿,在垂直骨切口处先进行骨劈开,因该处安全,而且骨质较厚,劈开之后升支易于裂开。劈开时骨凿柄向舌侧作 15°倾斜,紧贴于外侧骨板;升支前缘上份的劈开,不需要完全劈开后缘的密质骨,只要插入宽刃骨刀,轻轻扭动,就容易将内、外侧骨板分开,必要时可插入两把骨刀,在上下不同方向扭动。当骨板分开后,应及时检查血管神经束,并加以保护;若发现外侧骨板相应部位有骨尖,容易损伤血管神经束,则应用圆钻予以磨平。当双侧截骨完成之后,戴入𬌗板,将下颌骨移动到所有牙齿与𬌗板接触。若有骨尖或肌肉干扰,应予以去除。固定可分为颌间固定和骨内固定。骨内固定常在升支前缘钻孔,进行钢丝结扎固定,也可在下颌下缘处作钢丝结扎固定。有的学者通过皮肤小切口,在下颌下缘处作微型钛板固定。所有这些固定方法都需要配合牢固的颌间固定。相反,有些学者主张仅作牢固的颌间固定,而无需作骨内固定,这样有利于髁状突保持其自然位置,容易适应截骨后功能,减少手术后的复发。这种理论是有其生物学基础的,在下颌骨制动的情况下,由于截骨面的接触面大,2 周左右可以发生纤维性骨愈合。颌间结扎最少要维持 6 周,而后缩严重者则应保持到 8 周。创面冲洗后,以间断加褥式缝合。双侧腮腺咬肌区需作加压包扎 48 小时左右,局部可作冷敷以防止水肿。

矢状劈开术常会发生一些并发症,临床上最常见的是血管神经的损伤和外侧骨段的骨折,其中以下齿槽神经损伤为发生率最高的并发症。主要是由于劈开时,凿子的向外倾斜度不准确,用力不当,术中为了暴露视野而过分牵拉,骨段分开后,外侧骨段有骨尖存在,在接合过程中,有刺伤、挫伤或擦伤的可能;在采用坚固固定法中,过分的紧固可以导致挤压伤;术后创面或神经管内的水肿等,都可引起血管神经的损伤。术中应注意到下齿槽血管神经束的走行方向,角前部神经位于松质骨中,而角部神经管紧靠舌侧密质骨,角上部则无神经管。为此,行劈开术时,在角部应当特别注意,否则易于损伤。

颊侧骨板骨折或者坏死也是重要的并发症。因骨的切口尚未连在一起,于存在骨桥的情况下便开始撬动,也容易发生骨折。颊侧骨板发生坏死亦时有报道,主要是因操作粗暴,剥离过广而发生,术中应当尽量保留咬肌附着,以保持较丰富的骨血供。另外,颊侧骨段移位后,颞下颌关节功能紊乱也常有发生,临床上可发现有弹响、疼痛、张口困难、侧方运动障碍等。因此,要求术中在作下颌骨移位时,另一只手应放在颞下颌关节处,检查髁状突的位置,防止在颊侧内段被迫移位的同时,造成髁状突位置的变化。至于颌内动脉、面神经等的损伤,则是罕见的并发症。

(二)下颌体部截骨术

下颌体部截骨手术,Lane 采用体部楔状切除后矫治前牙开𬌗;Blair 提出应用口外切口,下颌骨体部截骨,以矫治下颌骨畸形。初期多注意到避免口内外相通和牙列的破坏;后来则极力保留下齿槽血管神经束的完整性,避免造成局部麻木。目前,此手术主要是在下颌体切断后,将下颌骨前移到术前设计的位置上,然后在形成的骨间隙中植骨。但临床上仅限于青春发育期后,后牙全部萌出之后,下颌骨大小、外部面容形态已接近成年人,或者是安氏Ⅱ类错𬌗伴有前牙开𬌗等病例。此手术前移下颌的距离有限,一般在 1.5cm 以内,若超过 1.5cm,应采用下颌升支截骨术,手术基本步骤与下颌前突中所叙述的下颌体部截骨相同,这里仅作简单描述。

切口作在口内前庭沟处,向后直到第 2 后磨牙的远中部,切开粘骨膜,在骨膜下剥离软组织,达到较松弛程度,使其有可能覆盖创面。用裂钻或微型电锯将下颌切断,但不截除任何骨质。如果切骨线在颏孔后方,应当于下齿槽血管神经束游离后切开,否则切骨线应改为梯形切口或台阶形切口。下颌骨切断前移之后,所形成的间隙内应当植入自体骨。学者多采用自体髂骨植入间隙,经固定之后,前移的下颌骨可以稳定位置,减少复发机会。将下颌骨断端及植骨块,用微型钛板作固定,或作不锈钢丝结扎,防止移动后复发。牙龈软组织应在无张力状况下缝合,将植骨创面完全覆盖;若是软组织缺少,应当设计带蒂邻近组织瓣,加以覆盖创口,并作牙间乳头缝合。必要时,可用牙周塞治剂覆盖于牙间隙中,不使植骨区外露。

本手术位于口腔前部,暴露清楚,不易损伤重要的组织器官,出血少,手术安全。由于视野清楚,在器械简陋的医疗单位,可用普通的手术器械完成截骨和植骨手术,但由于切口位于口内,手术感染的机会相对较多,尤其是植骨块时更为危险。切骨线在颏孔的后方,则容易损伤下齿槽血管神经束,造成下唇及颏部的麻木。植骨之后必须加以牢固的固定,并需严密的软组织覆盖,否则植骨容易失败。此外,下颌骨移位之后,容易导致牙列错乱,术后需配合正畸治疗。本手术只能运用于矫治轻度后缩的病例,为此,临床适应证受到限制,更多的病例是采用下颌升支矢状劈开术。

(三)下颌升支倒"L"形截骨植骨术

本手术的基本步骤如下颌前突中所述,运用于下颌后缩严重,需大幅度前移下颌骨,通常在 1.2cm 以上的病例。术后可将下颌骨向前并向下移动,在矫正缩颌的同时,能改善面下 1/3 的高度,使面部外形得到改善

在作升支截骨时,应将切骨线与下颌升支的密质骨垂直,不应斜形切开,斜面的骨断端不利于植骨块的固定。重要的是升支水平截骨应在下颌孔的上方,避免损伤下齿槽血管神经束;在截骨后形成的倒"L"形骨间隙中,可植入自体骨块,可以分两块骨植入,也可以将一块骨作成倒"L"形植入间隙中,有利于术后骨块的稳定性。术后可用微型钛板加以固定,或者用不锈钢丝作骨间固定。由于要求植骨块与缺损的间隙紧密接触,而且大小要与术前设计一致,为此,术前的测量和模型外科的计算要精确,要求将植骨块的松质区位于两侧骨断端,并加以良好的固定。术后颌间需作稳固的固定,并保持 6 周左右。

(四)下颌升支"C"形截骨术

此手术亦称为弓形截骨术,实际上是倒"L"形术式的改进,是升支和体部的联合手术。此法适用于下颌骨发育不良、后缩,需要大幅度前徙,第一、二鳃弓综合征,及患侧体部、升支和髁状突短小畸形的病例;不适用于下颌前突、单纯性开𬌗畸形者。术前必须作精确测量,以确定截骨的方向。通常采用几何学方法进行测量,在头影侧位片上作上、下颌骨描迹,并能与预测性描迹相重合,其中应当包括喙突和髁状突。将术前喙突尖和颏点分别与术后的喙突尖及颏点划一连线,分别以此连线作垂直平分线,并使平分线延长至它们的相交点,此点即为下颌骨术后移动时旋转的几何中心。以此中心为圆心,于下颌升支划出弧线,可在数条线中选择最合适的一条,在下颌小舌的上方由弧线画一条水平线至升支前缘。在磨牙区相当于角前切迹部位作一垂直线至下颌下缘,将几条截骨线连接在一起,作为本手术的截骨线。值得强调的是,截骨线不应损伤下颌管,可通过模板将其转移到手术中。口外切口可作颌下区的弧形切口,长约 5～6cm,切开皮肤、皮下和颈阔肌,结扎面动、静脉,切开骨膜,剥离软组织,显露下颌骨外支及部分体部,不作翼内肌和颞肌的剥离。将预先制作于模板上的截骨线,精确地复制到下颌升支上,标好截骨线,先用摆动锯切开升支水平部,然后作截骨线即升支和下颌体部的垂直切骨线。为了增加骨的接触面,可在升支和下颌体部垂直切口作矢状劈开;然后前徙下颌骨到设计的位置上,骨的内、外侧骨板将有较大的接触面,水平截骨处常有骨缺损,通常

不需要植骨。术后可作微型钛板固定,或用不锈钢丝结扎,冲洗创口,常规分层缝合创口。颌间结扎需固定 6 周左右。若有必要,术后可配合正畸治疗,以巩固疗效。

下颌后缩患者常伴有颏部的缩小和畸形,即使进行升支或下颌体部矫治手术,也很难达到颏畸形矫治的目的。这时往往需作同期或者二期颏部扩大成形手术,使颏点向前下方移位,以达到理想的位置。

三、小颏畸形

小颏畸形系因遗传或内分泌障碍、炎症、外伤等因素造成颏联合处发育畸形,颌骨其他部位可以是正常的,但较少见,多数病例是小颏伴有小颌畸形,即除颏畸形之外,尚有下颌体和升支发育不足,临床上可以见到下颌前突而颏部反而发育不足。颏部的形态越来越被人们所重视,正常或上翘的颏,不但被视为美的标志,而且被看成是智慧、有魄力的象征;相反则是懦弱、优柔寡断的反映。因此,人们十分重视颏的成形研究。在软组织的鼻根点和鼻下点,通过这两点作两条与眶耳平面(FH)垂直的线,正常人颏点应在这两条垂线之间,超出此范围则被视为巨颏或小颏。

协调的面容,可采用黄金分割法将其分为 3 等份。发际到鼻根为面上 1/3,鼻根至鼻小柱下缘为面中 1/3,鼻小柱下缘至颏下点为面下 1/3,可以此距离来判断面部垂直距离是否合适、设计截骨线和颏部骨段移动的方向与距离,当然尚需根据个体情况作相应调整。此外,临床上还研制出正颌外科的计算机辅助设计和预测疗效系统,可以储存大量的测量数据,在定位头颅 X 片上设计手术方案,作为手术时参考;在荧光屏上可以随意移动、切割和旋转局部形态,以供医生与患者共同讨论,选择最佳方案,达到理想的效果。

颏部成形术的方法较多,但最常用的是颏部水平截骨,由 Hofer 最早应用本法,Bell 提出应保留广泛的肌肉附着,以保证颏骨段的充分血供,要求对舌侧、下缘和截骨线以下部分不作剥离。

颏部成形术手术方法:在口腔前庭部作切口,切口应位于唇沟底部,斜向切至骨膜,以便保留更多的颏肌附着于骨面上。用骨膜剥离器在骨膜下剥离至下缘,若显露不清楚,可以适当延长切口,使颏部软组织可以脱套,两侧可见颏神经孔,予以分离保留,防止损伤,舌侧可将二腹肌前腹分离,而颏舌肌不作分离。在根尖下约 4～5mm 或颏孔下 3～4mm,设计一截骨线,并且以裂钻将其标志在密质骨上,用微型电锯或骨凿沿截骨线自唇侧至舌侧作全层切开,但需准确,而勿损伤舌侧软组织,以免发生水肿或血肿。用骨凿向下松动颏骨段,使其带肌肉蒂游离。将颏骨段按设计方案进行移动,达到理想的位置,要使肌肉和骨膜充分松解,不能牵拉骨段,否则容易复发。结扎固定是最常用的方法,分别在上下骨段的左、中、右钻孔,上段在唇侧密质骨钻孔,下段在舌侧钻孔,钢丝在结扎孔之间行"8"字结扎固定。这样可以防止颏骨段向左右和上下移动。

通常采用3层缝合方法,由于骨移动后拉拢缝合有一定困难,故应尽可能缝合骨膜、肌层和粘膜,防止内翻缝合。术后创口作适当的包扎和冷敷,有利于术后止血和软组织的塑形。颏水平截骨应注意的事项:首先应保持颏神经的完整无损;骨下段应尽量多地保留软组织的附着;大幅度地移下骨段,可出现上、下骨段无接触面,影响骨创面愈合,所以应当在上段的唇侧植入松骨质,或者采用双台阶截骨术,从而使骨段间充分接触,达到良好的愈合,也有利于防止出现颏褶过深。

植骨的大小、骨块放置的位置均需因人而异,确切按照术前设计进行植入。如果仅需增加颏突度,可将植骨块放在颏前方;需要增加面下1/3高度,可将植入物制成"L"形,植入颏前下方,使其植入后既能与下缘相贴合,又能与前方骨面相贴合,可以同时增加颏突度和颏高度,效果良好。

植骨术时注意粘膜切口应呈斜向切开,使粘膜与骨膜切口不在同一平面上,植入物不易暴露。植骨块应尽量与骨面贴合,而且要用松骨质与骨面相接触;若骨面高低不平,可用钻头予以磨平,以增加贴合面积,创口可以早期愈合。然后加以牢固的固定,以避免下颌运动和肌肉牵拉后,造成颏段骨块的移动;若植骨块压住颏神经,则应作一切迹避开颏神经,以免术后麻木。缝合时软组织应尽量松弛,使其没有过大的张力,否则植入体表面软组织变薄,会有穿孔的危险。临床资料表明,前徙颏骨段后,硬、软组织的移动比率为1∶1,有的在1∶0.97～1∶0.9之间,这可以作为术前设计的参考。

本手术是在下颌前部区域,暴露较清楚,并发症大多可以避免。临床上较多发生的术中并发症有出血、颏神经的损伤和移动骨段的骨折。出血多数是剥离软组织时的渗血和骨髓腔的出血,应及时予以电灼或结扎止血,或以骨蜡压迫止血。手术过程应当暴露清楚,防止神经损伤。截骨要充分,防止由于截骨不彻底,使用暴力撬动,或在凿子劈开时因用力不当而造成骨段两端骨折。

术后并发症主要有感染、血肿和下唇、颏部麻木。感染在临床上并不多见,主要是因缝合时有内翻,或过度的电刀切开和烧灼,使创口愈合不佳,而发生感染。经过氧化氢溶液冲洗和碘仿纱条覆盖,通常在1～2周内可以愈合。严密止血可以防止口底血肿。麻木可因损伤、牵拉过度和局部水肿压迫而发生。若为颏神经切断者,麻木时间持续较长,甚至是永久性的;若为其他原因所致者,麻木是暂时性的,可以恢复。

颏部尚有颏缩小和颏延长成形术,基本的手术步骤与颏水平截骨相似。

颏缩小术的方法有两种:一种是颏水平截骨后向后徙;另一种是水平截骨后平行截除一块骨质,以减少向前向下的突度,矫治巨颏畸形。颏延长术,是指在水平截骨后,于上、下骨段间植入自体骨块或生物材料,骨块的厚度应与术前设计的高度相一致。

四、下颌偏颌畸形

下颌偏颌畸形可以由先天因素和后天因素所造成。先天因素中有因第一、二鳃弓发育障碍而引起的半侧颌面短小及部分髁状突发育不全等畸形。遗传因素亦有个别报道,但至今尚无定论。后天因素中创伤是主要的,手术切除、产钳损伤以及儿童时期髁状突部位受损,均可影响髁状突的正常发育。全身感染或中耳炎,可以引起颞颌关节强直、下颌发育障碍,而造成下颌骨偏颌畸形。后牙畸形形成锁𬌗者,该侧颌骨的发育受到障碍,往往形成偏颌。临床上常见的偏颌畸形有以下几类:偏突颌畸形、单侧髁状突发育不全、髁状突良性肥大、单侧颌骨肥大畸形,以及半侧颜面短小畸形等。

下颌偏颌畸形,临床上可表现为颜面不对称,颏联合可以位于矢状平面的一侧,上、下中切牙中线位置不一致,后牙常可呈锁𬌗。治疗原则以手术治疗为主,但需根据不同的发病原因酌情处理:若是因为一侧髁状突肥大引起偏颌,应当手术切除髁状突而加以矫正;但对于肢端肥大症者,则不宜手术治疗。对于复杂的畸形,其涉及范围广,术前应作周密的设计,采用多种术式,综合进行畸形矫治。治疗效果往往与年龄有关,如对增生畸形者,应当在发育完成后手术;关节强直者应尽早解除,不致过分影响颌骨生长。手术矫治常用的几种方法有:①下颌骨表面贴骨术,适用于轻度偏颌畸形。一般采用自体髂骨片、异体骨片和生物活性材料,如羟基磷灰石、生物活性陶瓷等,贴敷于颌骨表面。手术时应注意保护颏神经,植入物需牢牢固定,术后下颌骨亦应适当地固定。②髁状突切除术,适用于治疗髁状突良性肥大。切口在耳屏前,作角形切口。关节囊作"T"形切开,在髁颈用圆钻打洞,然后凿除髁状突,将下颌移到定位𬌗板上,达到设计的位置,需作颌间结扎3周。③升支斜形骨切开术,适用于治疗髁状突的良性肥大、下颌前突的患者。通常经口腔行患侧的升支斜形切骨术,其具体方法如下颌前突中所述。④升支倒"L"形截骨或髁状突截除加下颌体修正术,适用于矫正良性肥大症伴有下颌支、下颌体明显增长、增宽及颏部增大者。下颌体矫治的切口，通常作在口内龈颊沟处，暴露后在骨面作好标记，按计划用电钻或电锯全层切除颌骨，注意保护下颌神经管。⑤颏摆正术，适用于颌骨和咬𬌗已基本处于正常，颏部尚处于偏位者。手术方式与颏水平截骨类似，需要下骨块附着更多的肌肉。为了能有更灵活移动下颌骨的机会，必要时可于下骨块舌侧或唇侧截除一条"V"形骨块，可向侧方移动，然后作牢固的骨间固定。

第三节　双颌畸形

双颌畸形的发病因素很多，可以由先天发育障碍、遗传因素等造成，也可因后天外伤、感染等所引起，给患者带来了精神创伤和功能上的障碍。随着人们物质生活水平的提高，对生活质量有着更高的要求，为此患者求治心情特别迫切。当前，外科正畸技术也在不断发展，由矫治个别牙、一组牙，到某一区域的颌骨段，及整体颌骨的移动以矫治畸形。上、下颌畸形者，可作双颌外科正畸，被称为双颌外科。双颌外科无疑是一项高难度的手术，通常以上颌 LeFort I 型截骨作为基本手术，配合下颌升支、体部、颏部或根尖下截骨术，所以涉及上、下颌骨三维空间的定位。其不仅要顾及到单颌本身位置的协调，同时还要对上颌与下颌的关系、颌骨与颅底的关系进行三维空间的移动及拼对。因此，术前的测量与设计，甚至电脑预测疗效，都要非常精密。涉及双颌的手术，截骨线多，手术时间长，出血量多，与单颌手术有明显的不同。双颌外科手术，应先从哪里开始，哪条截骨线先作，都是有一定讲究和程序的。若是将其颠倒，不但费时多、出血多，而且往往给手术带来很大困难，因此手术应当按严格的顺序进行。截骨之后，骨块较多，拼对十分困难，需要有精确的𬌗板；同时骨间要作可靠的牢固固定术，要求较高。术后下颌运动的恢复、肌肉的康复及骨块的愈合，都要引起术者的重视。从上可见，双颌外科是一难度很高的手术。

有关双颌手术的程序问题，一直是学者们所重视的，因为一个病例同时要施行几个术式的手术。通常的顺序是先上颌后下颌，当前国内、国外也都是这样。

首先完成的是上颌 Le Fort I 型截骨术并使之下降折断，同时可以进行分段手术，使其松动游离，需植骨者可以同期进行；再将术前模型外科及计算机模拟手术所预制的过渡胎板戴在未手术的下牙列上，𬌗板上面的牙印是手术后上颌应移到的位置，再将截骨后的上颌骨或多块上颌骨都移动到𬌗板的牙印上。然后行上、下颌间结扎，将上、下颌骨与𬌗板结扎为一个整体，再与模型外科进行对照，核查其上颌中线是否准确,上颌𬌗平面是否平行,前后位置是否合适,甚至高度是否达到要求。术后满意之后,可以进行骨间固定。通常是作微型钛板的固定,或以不锈钢丝结扎,这样就把上颌骨的三维空间位置固定下来。此时可在梨状孔边缘和颧牙槽嵴处悬吊钢丝到创口外侧备用,然后将上颌创口缝合。要求在骨对位时,不能强行拉拢就位,一定要保持髁状突的自然位置,否则术后必然发生关节症状及畸形的复发。手术达到术前设计的位置之后,拆除颌间固定和过渡性𬌗板。至此,由原来以下颌为标准,以最终𬌗板作上颌三维空间的定位,转变为以上颌为标准,以最终𬌗板作下颌三维空间的定位。将上颌牙列暴露,戴上最后𬌗板,加以结扎固定。然后进行下颌骨截骨,作矢状劈开,行下颌体截骨、颏截骨或是根尖下截骨,再将下颌所有牙都就位到最后𬌗板下面的牙印中,此牙印是术前设计最终理想的位置。检查骨段移动的距离、方向都准确无误之后,行颌间结扎,之后在下颌骨段间作微型钛板固定,或作不锈钢丝结扎。接着插入胃管,进行胃内容物冲洗,使口腔和胃内清洁干净,防止术后呕吐,更不能有纱布或异物留存于口腔中。

一、双突颌畸形

双颌前突,又称双突颌,临床上常可见到,表现为开唇露齿,无法自然闭嘴,上下前牙突出,可有骨性或非骨性前突,不管牙如何前突,𬌗关系往往尚良好,尤其是双颌前突严重者。由于牙的前突,长期之后唇的功能减弱,无法关闭口腔,前突的牙外露,但唇红显得较厚并有外翻。双颌向前突出,颏部显得后缩,更衬托出前牙的前倾。后牙𬌗、关系可以是正常的,前牙可表现为深覆𬌗或开𬌗。无论用何种方法测量头影,都表现为上前牙过分前突。头影测量主要参考线有 N-A、N-B、A-Pogs 和 N-Pogs。双颌前突的主要治疗方法是外科手术,如上颌 Le Fort 截骨术、下颌矢状劈开术、下颌体部截骨术、颏部截骨术及根尖下截骨术等,均已在上述有关章节中详述,这里重点介绍与这几种手术有关的注意事项。

(1)拔除第 1 或第 2 前磨牙之后作截骨术,将前牙骨段往后推,但前牙与后牙的牙弓不协调,前牙弓显得小一些,53＋35 间的牙弓排列垂直方向或水平方向不协调。可在前腭部作粘骨膜切开,将 1＋1 之间及腭前部劈开骨质,使 31|13 两骨段可以向外扩展,但要尽量保持软组织的附着,保证有良好的血液供应。下颌骨段也可以同样方法截骨。有的学者采取拔除第 2 前磨牙或第 1 后磨牙,然后凿除骨质,包括腭骨,后推前牙骨段,容易协调牙弓的形态。

(2)在截骨之后,上下前牙后推,往往产生牙轴的唇向倾斜,即根尖向前方倾斜,这主要是因𬌗面侧骨段移动多,根尖侧骨段移动较少之故。临床上可以采取

1|1之间劈开后,3-1|和|1-3骨段的远心端向下作适当调整;或者采取分段劈开、多块移动的方法,如在 1|1 之间、32|23 之间和 5|5 远中劈开后,形成多个小块,予以重新排列并作牢固固定,使牙殆更为协调。

(3)在作上颌 Le Fort 截骨之后,将其截断下降,腭部鼻腔面暴露清楚,此时可作多种矫治手术。可将腭部用电锯锯成若干小块,进行扩大和缩小牙弓等移动;亦可将第 1 前磨牙拔除后截骨,在保留腭部粘骨膜完整的情况下,凿除腭水平板一段,使上颌前部后移,达到预期的位置。若要缩短上颌骨的高度,可在截骨线处去除一定量的骨质,上徙上颌骨,再将牙骨段移到理想的位置上。

双突颌病例除手术截骨之外,往往需要配合颏成形术、鼻成形术和唇成形术。术后必要时需配合正畸方法矫治,以完善治疗效果。

二、开殆畸形

开殆畸形是指上下牙列在咬殆时,上下牙无咬殆接触,通常发生在前牙,但前磨牙和磨牙也可以发生。开殆发生的因素较多,可以有先天性颅面发育异常,使腭骨的发育出现畸形,表现为腭平面有高低,下颌平面角陡峭,前面高度有所增加,下颌正常或稍短,颅前窝和颅中窝间有个较钝的"鞍形角";同时有神经肌肉参与作用,因而使畸形更为复杂。此外,儿童时期的不良习惯亦可引起开殆,如吮指、咬笔杆等,到上学以后,迫于周围的压力,停止了不良习惯,开殆可以自然矫正;然而若是骨骼发育畸形造成的开殆,则可随年龄增大而加剧。部分病例开殆的原因决定于舌的压力和舌的姿势,有舌不良习惯者,在发某一声音时,将前舌吐于上下前牙之间,长期之后可造成前牙开殆。某些扁桃体肿大或腺样体肿大的患者,长期鼻呼吸困难,应用口呼吸,下颌休息时姿势发生改变,舌向下向前,出现开殆伴有下颌前突,口呼吸则常伴有发育性长面畸形。儿童进入青春期之后,开殆的发病率降低,由于扁桃体和腺样体有逐步萎缩趋势,口呼吸得到改善;同时青春期发育旺盛,颌骨的垂直方向加长,为舌活动增加了空间,不影响呼吸功能,开殆可以减轻或自然消失。开殆患者的临床检查,面部表现为左右对称性,面部上、中 1/3 可以是协调的,但下 1/3 则较长。正常人的闭口形态在自然状态下(肌肉松弛,周围有关肌肉不紧张),上下唇的间隙在 3～4mm 以下;若是在此以上,可视为开殆的唇形态,严重开殆患者,唇间隙可达到 10～11mm 左右,因此,静止状态的唇间隙值得注意。关于上唇与上前牙间的垂直关系也很重要,若在静止状态,正常上唇放松时,上前牙冠暴露 1/3 左右,当上唇静止时不露齿,可在上颌截骨,下降前部骨段,矫治开殆;反之,静止状态露齿过多者,不能再用上颌截骨的方法,否则会加重开唇露齿的畸形,这种畸形多是后牙增高的结果,应作后牙骨段上移,使下颌往前上方旋转,关闭开𬌗。唇鼻角检查也是很重要的,正常鼻小柱与唇的关系,其鼻唇角应在 90°～110°之间。若呈锐角,后移上颌前部牙骨段可以改善鼻唇角和外观。对于鼻唇角较钝者,后推上颌前部牙骨段就会进一步破坏面容。开𬌗患者常呈面下 1/3 增长,但颏部多为后缩,这是下颌向下向后旋转的结果,若颏位置正常,则没有骨性改变,开𬌗多为暂时性,这些都是临床检查需值得注意的事项;但还需要通过模型外科、头影 X 线测量、计算机模拟手术和疗效预测等,才能按个体不同畸形,设计不同的手术治疗理想方案。

开𬌗畸形手术治疗的方法较多,以下颌截骨为多见。年龄小的患者,尚处于生长发育阶段,应首先考虑正畸治疗;发育较成熟的成年人,可考虑外科矫治,某些病例尚需于术前术后配合正畸治疗。为了更好地选择手术适应证,术前一定要做好周密的测量和合理的设计,需要在石膏模型上研究上下牙列的形态、长度和宽度是否协调,以及面下 1/3 高度、鼻唇角大小、唇齿关系、上颌前后牙高度、𬌗曲线、下颌平面角大小、下前牙高度、下颌𬌗曲线形态,和 A 点、B 点与通过 Sn 点垂线的距离等。这些数据在选择手术方式、制订手术方案中甚为重要,临床上均要仔细测量。

(一)上颌前部截骨术

前面已述及 Wunderer 法、Wassmund 法及上颌前部折断技术,在开𬌗病例可以采用,但仅适用于上前牙位置过高或上唇较长,自然状态下看不到上前牙,说话或笑时露齿过少,外表似乎较为苍老的病例。对于开𬌗程度较轻、鼻唇角及自然闭口均正常者,可以采用本方法适当降低上前牙骨段,借以关闭开𬌗。

(二)Le Fort Ⅰ型分段截骨术

前面已有叙述,在开𬌗病例中,可以采用分段截骨,然后行牙间截骨术,使其分为前后牙骨段,移动之后,使上颌的𬌗平面调整到正常位置和曲度,达到矫正开𬌗的目的。这种手术方法适用于上颌垂直位置不协调、𬌗曲线异常所引起的畸形。如果单纯地只下降前部牙骨段,那么只要作上颌前部截骨术就可以了,后部牙骨段无需处理。分段截骨后可以做到适当下降前牙骨段,亦可上移后牙骨段。目前,术后可用钢丝结扎固定,但更流行的则是微型钛板固定,因为固定十分坚固。

(三)下颌根尖下截骨术

本术式适用于下颌𬌗曲线低平或呈相反的𬌗曲线的情况,下前牙位置过低,但其余关系正常,如唇齿关系、面下 1/3 高度、后牙咬𬌗关系及上下牙弓关系等。这样的病例,术后效果较好,由于下颌骨未完全断开,作单颌结扎即可,但需保持 5～6 周。如果是开𬌗并发双颌前突的病例,则可采用拔除上、下颌第 1 前磨牙之后,下颌根尖下截骨与 LeFortⅠ型或上颌前部截骨并用，即能达到矫治的目的。

（四）下颌体部截骨术

下颌体部截骨术是矫治开𬌗的一种有效方法，主要适用于开𬌗伴有下颌前突的病例，而开𬌗则是由于下前牙低位、下颌 Spee's 曲线反位所造成。患者的鼻唇角、唇齿关系及上颌的𬌗曲线均正常。手术可以拔除下颌两侧的第 1 前磨牙，并于牙槽窝处往下作楔形截骨，下颌前部骨段往上旋转，将开𬌗关闭，同时矫正下颌前突，这样颏的突度及高度也恢复了正常形态。由于手术较复杂，涉及多方面畸形的矫治，因此，X 线片的头影测量分析及预测、模型外科均需精确仔细，应准确设计截骨部位、形态及前牙骨段移动的位置和方向。本方法有容易损伤下齿槽神经的缺点。有的学者提出下颌体部"Y"形截骨的方法，即在下颌𬌗曲线最低处拔牙，并在该处作"Y"形截骨线，截除一块骨质，上旋前部下颌骨，关闭开𬌗。此方法因易于复发，下颌前段上旋后产生的间隙需要作植骨术，故手术较复杂，临床意义不大。

（五）上颌后部截骨术

矫治开𬌗的适应证是：上颌𬌗曲线曲度过大，后牙的牙槽高度增加，根尖与鼻尖的距离加大，而上前牙槽高度、唇齿关系、鼻唇角均正常。由于上后牙高度增加，引起下颌发育畸形，下颌向前上方旋转，下颌平面角增加，造成前牙开𬌗。常用的手术方法有颊侧切开法和颊腭侧切开法两种，由于凿骨较复杂，易引起出血，通常在全身麻醉下手术。

1.颊侧切开法　在单尖牙至第 2 后磨牙的前庭沟处，以 0.5%～1% 含肾上腺素的普鲁卡因作粘膜下浸润麻醉，然后以小圆刀片切开粘膜，直至粘骨膜，剥离创口，暴露上颌窦前壁，潜行剥离到上颌结节的后方，并用弯薄凿凿断翼上颌结节连结处。在根尖上 0.5cm 处作水平骨切口，若需上移牙骨段，再作一水平骨切口，两切口间的距离是去除骨的骨量；亦可在一个水平切骨线作好之后，用圆钻磨除需上移的高度。在需要作垂直截骨的牙间隙部位，将粘骨膜分离到牙槽嵴顶，用薄锯片或是细裂钻进行垂直截骨，然后用两斜面薄刃凿凿断颊腭面的牙槽嵴顶。值得注意的是，应尽量保持软组织与骨段的连结，在凿腭部时，应将另一手示指顶在凿骨部位的粘骨膜处，一旦感到凿子已超出骨面，要马上停止凿骨，否则腭侧粘骨膜会受到损伤。适当扩大颊侧水平切骨的切口，自此处伸进薄的弯凿，用示指顶住腭粘骨膜，将腭侧骨板凿断。这样，牙骨段就可以游离，自由移动到术前设计的位置上，必要时配合作颏成形术。

2.颊腭侧切开法　颊侧的切口作在单尖牙和第 1 磨牙颊侧的粘骨膜上，自牙龈缘至颊沟垂直方向，将两切口在骨膜下剥离相通，并在根尖上 0.5cm 处用裂钻作水平切口;在腭侧,则于腭大动脉的外侧,作两个 5mm 的切口,剥离暴露腭骨之后,用骨凿将其凿断。翼颌连结处的切断同以上方法,然后在牙间作垂直切口,牙骨段可以移动,使其就位于预成的夹板之中。

以上两种手术若以微型钛板作骨间固定者,均需加作颌间固定 2～4 周;若需同时作扩弓矫治,在拆除颌间固定后,要在腭侧戴保持器,以防畸形复发。

三、长面综合征

长面综合征主要表现为上、下颌骨的特发性畸形,前后方向可以是正常的,垂直方向牙、颌面不协调,颜面过长,主要为中、下 1/3 增长,开唇露齿,笑时牙龈可以暴露,面部肌肉亢进,颏部后缩。这种畸形的名称颇多,有长面畸形、骨性开𬌗、高下颌平面角畸形及上颌垂直方向过长畸形等。

长面综合征的发生可因下颌骨连同其他骨骼,如舌骨、颈椎,以及咽腔等组织,顺时针向后旋转所致,从而使其与颈椎之间的距离减少。咽腔在舌根水平窄小,呼吸道受到影响,为了维持生命,保持呼吸道的宽度,所以才出现顺时针的旋转。下颌向下旋转,导致开口呼吸,上颌骨有可能向下生长,增加其垂直方向的高度,因而形成了长面畸形。长面畸形可分为伴有开𬌗畸形与不伴开𬌗畸形两种。伴开𬌗畸形者升支短,下颌平面角更大,下颌更为后缩。产生长面畸形多与遗传因素有关。

长面畸形的临床表现,主要是上颌骨过度向下生长,造成垂直距离增加,颏部增长并后缩,颏点后移,升支缩短。骨骼的增长,显得唇部肌肉不足,在息止颌位时,上下前牙可以显露于外,由于上下唇间隙增大,在微笑时牙龈显露可见。唇肌长期代偿性收缩,其功能可以亢进,出现卷曲、外翻和松弛现象。此外,还有鼻翼基底部缩窄、鼻尖下沉、鼻背部呈驼峰状等。临床上诊断并不困难,除临床检查和 X 线头影测量外,用面部黄金分割线和牙唇相对位置的关系,来判断畸形及畸形的程度。若用手指置于上唇部,可以触及既紧张又硬的上唇,没有正常唇的柔顺度;若采用 X 线头影测量,可发现 SNA 角正常或略减小,而 SNB 角显著减小,颏点向后移位;采用计算机头影测量辅助系统,可以将所测的数据与正常人均值进行分析对比,并能使数据图形化,直接将软、硬组织轮廓描记在荧光屏上,画出定位线条,标出畸形的部位与大小,必要时可在计算机上模拟手术,进行裁割旋转、移位,预测手术效果。长面畸形的治疗应同时考虑软、硬组织的矫正,硬组织可行上、下颌骨截骨术;软组织可行口面肌重建术。

上颌畸形的矫治:采用 Le Fort Ⅰ 型截骨,截开之后,按照术前设计,截除一定高度的上颌骨组织,使在静止状态下,上切牙露出 2mm 左右为合适。若伴有开𬌗,可在 Le Fort 截骨后,将上颌骨切成 2～4 块,或者加作下颌前段截骨术,使下颌向前上方旋转,以关闭前牙开𬌗。

下颌畸形的矫治:多采用颏成形术加以矫正,同时矫正颏的高度与突度。常用方法为颏水平截骨术,去除部分骨块并前移。如果仅存在下颌牙槽骨前突,而颏部前后位置基本正常,可以作下颌前牙根尖下截骨术,后徙下前牙。但对下颌后缩引起畸形者,则可通过升支截骨术来矫正。

软组织畸形的矫治:可以采用口面肌重建术,以矫正上颌畸形造成的软组织畸形,以及上颌上移之后造成的软组织变形。

V-Y 推进缝合法:Le Fort I 型截骨固定后,在骨膜下行广泛剥离,使软组织充分松弛,切口处自后向前作间断缝合,于上颌中缝处向上拉,待水平切口缝合后,再作垂直切口缝合,可使中间部分隆起,增加上唇的丰满度,从而使上唇畸形得到矫正,鼻尖下沉畸形得到改善。

鼻翼畸形的矫治:多采用鼻翼肌转位术。通常鼻翼肌横向纤维及上唇提肌纤维均附着于鼻翼处,当其收缩时,鼻翼可以外展,当上颌上移之后,鼻翼可以过宽,若将肌肉移位之后,鼻翼就可以得到矫正。术中在行 V-Y 缝合之前,可用带小齿的拉钩伸入创口,将鼻外侧肌附着点处向内下方牵拉,双侧同时进行,并观察鼻翼位置的变化,以及唇部的形态。若已达到矫治,可将两侧牵拉的组织作上下缝合,可以矫枉过正,防止肌肉松弛后复发,然后再行 V-Y 缝合。

四、短面综合征

垂直方向的面部发育不足称为短面综合征,又称为原发性短面、骨性深覆𬌗及低下颌平面角畸形等。

短面综合征的临床表现,分上颌骨高度不足和下颌骨高度不足两种。上颌骨高度不足者,可见鼻孔增大,鼻翼基底宽,动态、静态时均看不到牙齿,上唇较薄,口角大而下垂。若是下颌骨高度不足,则面下 1/3 短,面后侧宽而大,咬肌肥大,双侧下颌角部向外侧突出;牙𬌗变形,Spee's 曲线过度弯曲,单尖牙突出,前牙深覆𬌗,严重者下前牙咬于上颌腭侧的牙龈上;可呈安氏 I 类或 II 类错𬌗;由于下颌平面角小,因而 SNB 大于正常,颏部突出。为此,临床上诊断并不困难。

短面综合征的治疗,儿童时期可用正畸方法解决,主要采用 II 类牵引,或者从口外用矫形力量使前磨牙及磨牙移到理想的位置上,并以此影响下颌骨的位置,向下后方向旋转,解除前牙的深覆𬌗。青年后期作正畸治疗则难以奏效。

由上颌骨高度不足形成的短面综合征,应行上颌骨 Le Fort I 型截骨术,将上颌骨向下移位,所产生的间隙,常采用自体髂骨植入。上颌骨截骨线应尽量低,可以增加骨的接触面,因为齿槽骨基底部较宽,有利于骨愈合和植骨块的稳定性;植骨块的高度要与术前设计相一致,骨接触要平稳,不能有骨干扰,并需行骨间固定,可用不锈钢丝拴扎或钛板固定。骨下移后间隙不超过 0.5cm 者不需植骨,否则需作植骨术,以防止肌肉张力而造成复发。下移上颌骨之后,应当观察 3 个月,若是鼻翼畸形得不到改善,需再作鼻成形术,切勿操之过急而行鼻部手术。

若由下颌骨发育不足形成的短面综合征,则应根据不同情况选择合适的手术方法。

安氏Ⅰ类错𬌗或𬌗关系基本正常者,可采用颏水平截骨,骨间行植骨术,其高度应与术前设计相一致。

颏部过于突出者,颏水平截骨后,可将颏后移,在骨间隙中植骨,后移骨的多少应根据术前设计来决定。

第十章　皮肤病

第一节　太田痣

太田痣又称眼上腭褐青色痣、眼真皮黑色素细胞增多症,1938 年由太田医生首先报道,故命名"太田痣"。太田痣是一种波及巩膜及同侧面部沿三叉神经眼支、上颌支走行部位的灰蓝色斑片损害,好发于有色人种,如东方人及黑人。女性多见。发病年龄在婴儿期及青春期有两个峰段,其中 1 岁以内发病率占 61.35%。

一、病因及发病机制

太田痣可能与遗传有关,属常染色体显性遗传,是指在胚胎发育期间,黑色素细胞由神经嵴向表皮移行时,由于某种原因未能通过表皮、真皮交界,停留在真皮内而形成的病变。而有的研究认为可能不是黑色素细胞的残留,而是一种与蓝痣类似的错构瘤或痣样损害。

二、临床表现

太田痣多发于颜面一侧,5%～10%的患者发于两侧颜面,损害通常分布于三叉神经第一、第二支所支配的部位,即上下眼睑、眶周、颧部、颞部、前额及鼻部。约有 2/3 的患者同侧巩膜蓝染,少数患者上腭及颊黏膜也可受累,皮损通常为斑状,其中偶有结节,可为褐、青灰、蓝、黑等色。斑片着色不均匀,呈斑点状或网状,界限不清楚。一般褐色沉着多为网状或地图状,而蓝色色素沉着较为弥漫,色斑颜色常随年龄的增长而加深。

50%的色素斑是先天性的,其余出现在 10 岁之后,偶有晚发或妊娠时出现,少数患者可伴发伊藤痣、持久性蒙古斑或鲜红斑痣。太田痣极少恶变。

三、病理学特征

黑色素细胞一般位于真皮中层,可累及真皮上层或皮下组织。黑色素细胞数目较多,在病变的隆起处更多,胞体伸长,呈梭形,散在分布于真皮胶原纤维之间。少数病变中可见噬黑色素细胞。病变累及眼部者,除皮肤组织外,其他组织包括深部的骨膜,亦可见黑色素细胞浸润。

四、诊断与鉴别诊断

根据色素的颜色、分布及累及眼等特点,可以做出诊断。需与蒙古斑、蓝痣等鉴别。

1.蒙古斑 出生即有,能自然消退。且不波及到眼和黏膜。组织中真皮内黑色素细胞数量较少,位置较深。

2.蓝痣 为蓝黑色的丘疹或小结节,好发于手足背及面部、臀部,组织中黑色素细胞聚集成团。

五、治疗

太田痣的色素异常持续终生,并且色素随年龄的增加而加重,特别是青春期后。太田痣是真皮黑色素增多症,因此传统的化学剥脱术,磨削术、植皮术、冷冻、连续式激光等由表皮破坏至真皮的治疗方式不但难以彻底清除真皮的黑色素细胞,而且会造成表皮皮损及周围正常组织不可逆的损伤,如瘢痕、持久性色素异常等不良反应。如今调 Q 激光的应用,不但可以完全治愈太田痣,而且对表皮组织无创伤。

Q开关激光能有效地穿透表皮到达真皮深层的色素团,利用激光的爆破效应,黑色素在瞬间吸收了强能量的激光后,迅速膨胀、破裂而形成细小的碎片,在其后的炎症反应中,色素颗粒被巨噬细胞吞噬,经酸性水解酶降解或通过淋巴系统代谢掉。

调 Q 激光的脉冲时间短于皮肤的热弛豫时间,不发生热弥散,激光产生的热量来不及传输到周围正常组织和表皮,色素颗粒被清除的同时,正常组织结构、细胞框架保持完整并很快修复,因此虽多次治疗也不会产生瘢痕,可取得良好的治疗效果。

(一)Q 开关红宝石激光

波长 694nm,脉宽 20~40ns,峰值功率在 10mW 以上。它对黑色素的吸收性好且穿透力强,可用来治疗各种内源性或外源性的色素性疾病。而且血红蛋白在这个波长时的吸收明显减少,形成一个低谷,因此它引起紫癜或出血的风险较其他激光相对较低。但表皮黑色素对它也存在明显的吸收,从而增加了深色皮肤发生色素减退的风险。它在调 Q 激光中较早用于太田痣的治疗。激光仪的治疗操作步骤：

1.术前注意事项

（1）术前 1 周内建议尽量不要涂抹粉底类化妆品。

（2）治疗前注意防晒，以防日晒斑的出现。如果日晒斑已经出现，需先行治疗日晒斑，待其消退后再行激光治疗。

（3）面部皮肤本身有炎症者，要先给予控制其面部炎症。

2.术前清洁面部　治疗前首先要进行皮肤清洁，治疗区常用新洁尔灭进行皮肤消毒，待皮肤干燥后再进行治疗。不可用碘伏消毒皮肤，因为它会造成刺激性皮炎，外用后难以清洗干净，可能影响激光的吸收。

3.表面麻醉/全身麻醉　皮损面积小，疼痛可耐受者无须麻醉，也可在治疗区使用复方利多卡因软膏进行封涂约 60min 后再行激光治疗，这样疼痛感可明显减轻。如皮损面积较大或者对疼痛较敏感或患者年龄较小，治疗时可能不予配合者，可考虑在麻醉下治疗。小儿或成人的小面积皮损可以使用局部浸润麻醉或阻滞麻醉，小儿的大面积皮损可选用全身麻醉。

对于半侧颜面部的大范围太田痣，可以使用下列神经阻滞麻醉：①眶下神经；②颧神经；③滑车上神经；④眶上神经。面颊部中外侧和上眼睑部位建议使用浸润麻醉。在做眼睑周围的激光照射时，眼内需要滴入表面麻醉药后佩戴金属角膜保护罩，以防止激光伤及角膜。局部浸润麻醉使用 27 号针头，注入 1％的含有肾上腺素的利多卡因，尽量缓慢地注射，每次进针点最好是在前一针浸润麻醉出现效果的部位，以减少疼痛。

4.眼的保护　操作者应佩戴专用护目镜。对患者在眼周做局部麻醉时，要注意针头不要扎入过深而伤及眼球。可以先让患者佩戴角膜保护罩或角膜保护板，再做麻醉注射。

5.术中治疗反应　治疗的光斑直径 3～7nm，参考能量密度为 4～8J/cm²，以照射部位出现即刻皮肤发白为好，皮肤灰白变之后可发生轻度水肿、充血，但不应有水疱形成。颜色较深的部位能量密度调低 0.5～1J/cm² 比较好。激光照射到刚好皮肤发白的程度，和下一个发射光斑之间稍微空开一点时间间隔，一个光斑一个光斑地照射，光斑之间要有 20％～40％的重叠。通常 5 次以上。

6.术后术区的处理　治疗后皮肤会有明显的肿胀，即刻给予冰敷 20min，然后使用凡士林软膏和不粘纱布外用，保持局部的湿润环境 7～10d。激光治疗后术区可能会出现以下反应：

(1)水疱：主要发生在色泽较深的皮损或治疗剂量较高时。一旦出现水疱,应积极预防感染,多于1～2周后干涸。

(2)色素减退：多见于红宝石激光治疗后,大多为暂时性,基本上在6个月左右消退。

7.术后注意事项

(1)激光治疗皮损痂皮脱落后新生皮肤娇嫩,应格外给予轻柔无摩擦刺激方式洗脸和化妆。

(2)两次治疗的间隔期间,需要使用防晒品防止日晒。

(3)激光治疗后炎症性色素沉着时间会比较长,一般持续3～4个月才能消退。下次治疗必须等上次激光后的色素沉着淡化消退后再进行。如果色素沉着没有消退的时候就进行再次治疗,激光会被表皮的黑色素吸收,无法到达真皮而影响治疗效果,且会延长色素沉着时间。

(4)患者接受1次调Q激光治疗只能破坏部分真皮黑色素细胞,因此第1次治疗后绝大部分病例色素无明显变化,治疗2～3次后,大部分病例色素开始变淡,显效多见于治疗3次后,随着治疗次数增加治疗效果会更加明显。治疗周期通常是3～6个月,间隔时间过短会影响治疗效果。因为治疗后皮损处被击碎的黑素颗粒并不能立即被清除,需要一段时间通过机体防御系统将其代谢掉。

(二)紫翠绿宝石Q755激光仪

波长755nm,脉宽50～100ns。治疗的光斑2～6mm,参考能量密度为6～10J/cm²,治疗也是以治疗区发生灰白变为宜,数分钟后少量渗出并呈暗红色,一般无点状渗血。该波长对褐色素吸收效果较好,因此病变色泽淡、偏棕褐色的皮损及病变层次较浅的太田痣可选择Q755激光治疗,较适用于婴幼儿、眼周及皮肤细嫩者的太田痣治疗。

(三)Q开关Nd:YAG激光

波长1064nm,脉宽4～10ns,光斑2～6mm,能量密度5～9J/cm²。该激光具有较长的波长和脉宽短,穿透深的特点,褐色素对1064nm波长激光吸收较差,而黑色素吸收则好,因而对于深蓝色或蓝黑色太田痣色泽较深的皮损选用Q开关Nd:YAG 1064nm激光效果最好。

1.预后 临床上用调Q激光治疗太田痣,总的来说,年龄越小,效果越好,越能减少治疗次数。这是因为幼儿皮肤薄,皮损表浅,且新陈代谢更旺盛。儿童一般需要2～3次,成人一般需要5～6次。

对于皮损部位来讲,一般额、颞部等突出部位皮损治疗效果最好,而眼睑处皮损治疗效果相对较差,可能与眼睑部组织疏松、色素细胞分布散在及组织含水量较多有关。另外,肤色浅的患者比肤色深的患者治疗效果好,且治疗次数减少。因为肤色偏黑者皮肤黑色素吸收了较多的激光能量,削弱了穿透到皮肤深层组织的激光强度,从而减弱了激光的效能。

2.复发　本病在皮损未完全清除干净时中断治疗后有复发或色素再次加重的概率。其复发诱因可能与日晒、劳累和月经期、妊娠期及青春期雌激素水平波动有关,在肉眼观察皮肤颜色接近正常或已正常时,如果真皮组织中还残留太田痣异常的色素细胞,此后在日晒、劳累或性激素刺激情况下可能激活真皮的黑色素细胞,从而导致色素斑重新出现或加重。因此治疗上主张早期治疗,育龄期前的女性患者尽量彻底治疗皮损,治疗结束后避免过度日晒,应长期随访,有复发情况应及时积极治疗。

第二节　雀斑

雀斑是较小的褐色斑点,主要散布于面部。在夏季时,由于阳光强烈而较显著。麻雀卵上有散布的褐色斑点,雀斑的名称可能由此而来。

一、病因及发病机制

本病由常染色体显性遗传,在数代家族中往往有些人在相同部位患有形式相似的雀斑。

二、临床表现

皮疹是淡黄色、黄褐色斑点,呈圆形、卵圆形或不规则形,由针头到米粒大或更大,对称发生于日晒部位尤其面部,特别是鼻部和两颊,偶然也出现于颈部,肩部及手背。散在或群集分布,孤立不融合。雀斑多半在6～7岁时开始出现,其数目随年龄增长而逐渐增加。每到夏季时由于阳光强烈而显著,而冬季时常不明显或消失。患者没有自觉症状。

三、病理学特征

基底层有增多的黑色素,而黑色素细胞不增加,反而可比正常少,但黑色素细胞较大,有更多更长的枝状突,多巴反应强阳性。

四、诊断与鉴别诊断

本病诊断应与雀斑样痣和轻型的着色性干皮病相鉴别。

(一)雀斑样痣

雀斑样痣颜色较雀斑深,呈黑褐色或黑色,与日晒无关,无冬重夏轻的变化,可发生在任何部位。病理示黑色素细胞数目增加。

(二)着色性干皮病

着色性干皮病有雀斑样黑褐色色素斑点,常伴有毛细血管扩张,色素斑通常形状大小不等,深浅不匀,分布不均;兼有萎缩性斑点,光敏感性极为突出。

五、治疗

本病要避免日晒。以往采用冷冻、药物腐蚀、化学剥脱及 CO_2 激光治疗,由于对皮损无选择性,治疗效果不稳定且易导致瘢痕,因此正规的医疗机构已淘汰了以上传统治疗方式,选择目前最好的治疗方式为激光治疗。

(一)紫翠绿宝石 Q755 激光仪

Q 开关紫翠绿宝石激光,临床上使用的通常为 755nm 的红色激光。波长755nm,脉宽 50～100ns。由于 Q 开关脉冲由光纤输出,具有纳秒级的脉宽,对皮肤穿透深,皮肤内的黑色素或黑、蓝、绿色异物颗粒对其吸收好,而血红蛋白吸收很少,使得 Q 开关紫翠绿宝石激光成为表皮和真皮色素性皮损的理想选择。但由于这种激光管自身电激励模式的特点,这种激光的稳定性较 Nd:YAG 激光要差,对激光的工作环境要求也高一些。

治疗操作步骤如下:

1.术前注意事项　治疗前患者避免处于紫外线照射(如海边外出归来)、治疗区有皮损样疾病、女性患者处于生理期或女性特殊情况等。此外应提前告知患者治疗过程的疼痛和出现爆破的原因,避免患者恐惧情绪产生。签治疗同意书。治疗部位拍照存档。

2.术前清洁面部　治疗前首先要进行皮肤清洁,治疗区常用新洁尔灭进行皮肤消毒,待皮肤干燥后再进行治疗。不可用碘伏消毒皮肤,因为它会造成刺激性皮炎,外用后难以清洗干净,可能影响激光的吸收。

3.表面麻醉/全身麻醉　雀斑治疗一般无须麻醉,个别皮损较密集或对疼痛比较敏感的患者可使用复方利多卡因软膏对患部进行封涂约 60min,再进行激光治疗。

4.眼的保护 激光术前医务人员必须戴与激光波长相应的预防眼镜(患者可戴不透光的塑料或金属眼罩)。值得注意的是,在用激光刀进行手术时,带上有色防护镜会使术野色泽和结构看不清楚、光点位置也难确定,解决的办法之一是摘除眼镜以观察组织和瞄准激光。戴上眼镜操作虽安全但较麻烦。

5.术中治疗反应 治疗的参考能量密度为 $4\sim6J/cm^2$,通常 $1\sim2$ 次的治疗即可清除雀斑,治疗的即刻反应为皮肤立刻呈灰白色改变。患者可有少许疼痛感、烧灼感,治疗部位随即可见轻度红肿,少部分皮损可出现水疱(一般见于雀斑分布密集部位)。

6.术后术区的处理 治疗后即刻给予冰敷 20min,可有效缓解皮损红肿热痛的不适症状,并可减少水疱、渗出的发生率。皮损较多,激光后反应较明显者可在 24h 内给予具有镇静、舒缓、控制皮损炎症和修复表皮作用的喷雾剂外用,不建议外用软膏类剂型的药物,以免影响皮损结痂恢复。皮损一般在 $3\sim4d$ 结痂,$7\sim10d$ 脱痂。告知患者皮损结痂前局部不接触水,不戴口罩避免皮肤的散热,以及不喝酒或避免长时间暴露于高温环境等。

7.术后注意事项 雀斑治疗后最重要的护理就是防晒。一般要求患者在治疗后最少 $3\sim6$ 个月采取物理方法防晒,特别避开 UV 高峰期间外出,如上午 10 时至下午 4 时外出,须结合使用防晒剂,选用安全性高且防晒效果佳的防晒品。UVB 防晒指数(SPA>30),需外出时穿防护衣,打遮阳伞或戴遮阳帽及太阳镜,不使用光敏性药物、食物(香菜、红豆、芹菜),禁用磺胺类、维生素 A 酸类制剂等,以免发生色素沉着而影响治疗效果。

(二)Q 开关倍频 Nd:YAG(532nm)激光

通过对 1064nmNd:

YAG 激光进行倍频获得的波长为 532nm 的激光,就是倍频 Nd:YAG 激光(KTP 激光)。Q 开关 532nm 激光可被黑色素、文身颗粒强烈吸收,对表浅性黑色素细胞增生有较好的治疗效果。

治疗操作步骤如下:治疗能量密度参考值为 $1.5\sim2.5J/cm^2$,光斑直径 $1\sim3mm$,脉冲频率 $1\sim2.5Hz$。治疗时即刻反应是皮肤呈现灰白色改变。治疗的临床终点为皮损出现结霜样改变的最小能量密度(如 $0.6J/cm^2$),但不能出现皮肤飞溅或者水疱。

(三)强脉冲激光

强脉冲光源(IPL)是非相干的滤过光源发出的宽谱可见光,波长 $400\sim1200nm$,其理论基础也是选择性光热作用原理,在色素性病变中,黑色素选择性吸收 IPL 的光谱（主要是中短波部分）后产生"内爆破效应"或"选择性热解作用"，黑色素细胞可被破坏，而黑素小体可被击碎。但 IPL 脉宽是毫秒级光源，不能像 Q 开关激光那样瞬间集中能量爆破黑素小体，因此它不能完全破坏深部皮肤的黑素小体。但正因为其脉宽长，能量低，所以不会出现如 Q 开关激光治疗后出现瞬间皮肤发白的现象毒组织破坏小，而且 IPL 具有的冷却系统可降低周围组织的温度从而降低损伤程度。因此在雀斑的治疗方式中，IPL 与 Q 开关相比，其治疗后不良反应少，痛苦小，停工期短或无，且价格相对较低。但缺点在于一次治疗雀斑清除率低，只能使雀斑变淡，常需多次治疗。

治疗操作步骤如下：治疗前注意事项同激光治疗。常规清洁治疗区，治疗时完全不需麻醉，患者头部放平后，毛巾包住头发，并让患者佩戴眼罩以保护眼睛。将冷凝胶均匀涂抹于治疗区，厚度一般 3～5mm。亚洲人雀斑治疗时滤光片波长选择在 550～640nm，双脉冲或三脉冲治疗模式，脉宽范围为 2.5～5.0ms，脉冲间隔 15～30ms，能量密度选择 15～35J/cm^2。但临床上应因人而异选择参数，在面部治疗前先在患者颊侧或耳前发射 1～2 个光斑进行测试，以皮肤出现轻微针刺样疼痛，皮损微红斑为标准来调节最终参数。治疗时以皮肤出现色素斑略微变黑为治疗终点。治疗后大部分皮损颜色加深呈深褐色。

术后处理同激光术，皮损可结薄痂或不结痂，约 1 周后皮损脱落。治疗周期一般为间隔 4 周，平均需要治疗 4 次。

（四）脉冲染料 510nm 激光、Q 开关红宝石激光（694nm）

这些激光也能有效治疗雀斑，但脉冲染料 510nm 激光由于表皮对种激光的吸收性太强，易在治疗雀斑时引起色素沉着和浅表皮肤纹路改变的风险；而表皮黑色素对 Q-开关红宝石激光（694nm）存在明显的吸收，从而增加了深色皮肤发生色素减退的风险。因此在临床上已逐渐减少用于雀斑的治疗。

第三节 黄褐斑

黄褐斑为多发于育龄期女性面部两颊和前额等部位的色素沉着斑，一般对称分布，可长期存在或慢性发展。祖国医学又称"肝斑""黧黑斑"等。妊娠引起者又称为妊娠斑，分娩后可消失。

一、病因及发病机制

黄褐斑的病因及发病机制目前尚不完全清楚，目前研究表明紫外线照射、化妆品、妊娠、内分泌紊乱、某些慢性疾病、某些药物、失眠、长期不良情绪及遗传等因素均与黄褐斑的发病有关。

研究显示,妊娠期促黑色素细胞激素(MSH)分泌增多,后者可导致黑色素细胞功能活跃。已证明雌激素能刺激黑色素细胞分泌黑素颗粒,孕激素可促使黑素体的转运和扩散,妊娠斑是这两种激素联合作用所致。口服避孕药的妇女及一些慢性妇科疾病如月经失调、痛经、子宫附件炎、不孕症等也可诱发黄褐斑,认为其发生与体内雌孕激素异常有关。

紫外线也是黄褐斑一重要促发因素,紫外线能增加酪氨酸酶活性,刺激黑色素细胞分裂,使照射部位黑色素细胞增殖,因此此病多在夏季日晒后诱发或加重。

部分慢性疾病如肝脏病、慢性酒精中毒、甲状腺疾病、内脏肿瘤的患者中也常发生,表明此病与卵巢、垂体、甲状腺等内分泌因素有关。此外,口服氯丙嗪、苯妥英钠等药物也可诱发黄褐斑。微量元素铜和锌对黄褐斑的发病也有一定影响。

以往认为黄褐斑的发病主要归因于黑色素代谢障碍,近来众多学者研究表明,除了色素代谢障碍外,发病区域皮肤屏障功能受损、炎症反应以及局部微血管功能异常均在黄褐斑发病过程中发挥重要作用。

二、临床表现

黄褐斑好发于女性特别是育龄期女性,男性也可发生。皮损常对称分布于颧部及颊部而呈蝴蝶形而俗称"蝴蝶斑",亦可累及前额、鼻背、口周或颏部,颜色为深浅不一的淡黄褐色、深褐色或深咖啡色,斑片形状不规则,边缘清楚或呈弥漫性,皮损一般不累及眼睑和口腔黏膜,无自觉症状。

皮损常受紫外线照射后颜色加深,多春夏季加重,秋冬季则减轻。另外情绪、睡眠及内分泌变化等因素也可使皮损颜色略有改变。病程不定,可持续数月或数年。

1.传统分型　是根据皮损分布部位将黄褐斑分为三型。

(1)面中部型:皮损分布于额、颊、上唇及鼻部。

(2)颊型:皮损主要位于双颊部及鼻部。

(3)下颌型:皮损主要位于下颌,偶累及颈部"V"区。

2.国外分型　国外学者根据伍氏灯观察到的颜色改变及黑素小体的分布不同将本病分为四型。

(1)表皮型:病理学改变主要表现为色素沉着在表皮基底层、棘层、颗粒层甚至角质层,黑色素细胞的树枝状突起向上延伸到基底层以上,伍氏灯观察皮损区与非皮损区颜色对比度增加。

（2）真皮型：病理学改变体现为真皮层血管周围可见噬黑素的巨噬细胞,伍氏灯观察皮损区与非皮损区颜色对比度无改变。

（3）混合型：伍氏灯观察部分皮损颜色对比度增加,而部分皮损没有改变。

（4）无改变型：可见光下可观察到明显皮损,而伍氏灯下没有色素增加的现象,组织学表现为真皮层色素沉着。

三、病理学特征

本病皮损表皮基底层和棘层中黑素形成活跃,黑素增加,但无黑色素细胞增殖；真皮上部可见游离的黑素颗粒或被嗜黑色素细胞所吞噬,无炎症细胞浸润。

四、诊断与鉴别诊断

本病根据中青年女性多见,皮损主要发生于面部以颧部、颊部、颏部为主,黄褐色皮损、夏季加重等特点,一般容易诊断。本病主要与以下疾病鉴别。

1.雀斑　斑点较小,散在而不融合,多有家族史,常在儿童期发病,青少年女性多见,夏季明显,冬季变淡或消退。

2.瑞尔氏黑变病　好发于面部前额、颧部及颈侧,灰紫色到紫褐色网点状斑点,上有粉状细小鳞屑附着,后可融合成片,初期可有炎症表现。

3.颧部褐青色痣　皮损为褐青色斑点,直径 1～5mm,斑点之间不融合成片,多在女性 20 岁左右出现。

4.太田痣　多出生或年幼发病,皮损为单侧分布,可累及眼球及黏膜部位,呈淡青色、灰蓝色或蓝黑色斑片。

五、治疗

由于黄褐斑发生的复杂性,目前对黄褐斑的治疗尚未形成广泛的共识。通常治疗手段有以下几种。

（一）一般治疗

首先要尽可能祛除诱发该病的因素：日晒、避孕药、压力、失眠或其他伴随的相关慢性疾病等。做好面部皮肤的防护工作,避免过度清洁、过度刺激,注意保湿、防晒等。

（二）药物治疗

1.西医治疗　主要有维生素 C、维生素 E、氨甲环酸、谷胱甘肽等；对于血管型或血管优势型的黄褐斑,还需给予抗炎、改善血管功能的药物。

2.中医中药治疗　一般要辨证分型用药,如肝郁气滞证用逍遥散加减、脾虚湿蕴证用参苓白术散加减、肝肾阴虚证用六味地黄丸加减、气滞血瘀证用桃红四物汤加减等。

3.局部用药治疗　对于非血管型黄褐斑的皮损可局部给予一定浓度的氢醌、壬二酸、维生素 A 酸等脱色剂,但要注意这些药物可引起局部皮肤刺激、炎症后色沉或色素不均等副作用。20%～50%浓度的果酸换肤治疗也可用于非血管优势型黄褐斑;熊果苷或左旋维生素 C 等局部的导入治疗也可有淡化黄褐斑的作用。

(三)激光治疗

激光用于黄褐斑的治疗一直存在争议性。因黄褐斑在激光治疗后部分患者会发生明显的炎症后色素沉着反应,或者治疗后可能会出现短期的复发。随着研究深入,国内有专家将黄褐斑分为血管型与色素型,学者对激光治疗黄褐斑的时机选择也逐渐明确。色素型黄褐斑是炎症的后果,而血管型是炎症正在发生的标志。当炎症正在发生时,使用激光治疗,会导致炎症的加重,进而使黑色素细胞更加活跃而产生炎症后色沉。因此只有黄褐斑处于色素型阶段时,我们才主张采用激光治疗。

1.Q 开关激光　波长有 1064nm、755nm、694nm 及 532nm,脉宽 5～10ns,其祛除黄褐斑色素颗粒的原理仍是基于选择性光热作用,即色素颗粒选择性吸收一定波长的激光后迅速膨胀、破裂,形成小碎片,继而被体内吞噬细胞吞噬后排出体外,而正常组织不会受到损伤。

而由于黄褐斑在病理生理上表现为色素细胞异常活跃的特殊性,故有学者根据以往激光探索黄褐斑治疗中不断获得的经验,提出激光治疗黄褐斑的新理论——亚细胞选择性光热解作用。由于黄褐斑色素细胞功能活跃,为了最大程度减少激光对正常皮肤组织和基底膜的损害,从而避免黄褐斑加重,在能量选择上只针对色素细胞内的色素颗粒进行选择性光爆破,而尽量避免或减少对色素细胞激活,通过小剂量多次光爆破作用使色素细胞功能失活或抑制,同时色素颗粒的多次光爆破,可以使色素颗粒更微小化,更有利于被吞噬排出。

Q 开关 532nm、694nm 等短波长激光被表皮黑素吸收多,引起组织细胞损伤,在修复过程中易因反应性黑素生成活跃而导致色素沉着。而以往 Q 开关 1064nm、75.5nm 激光治疗黄褐斑采用小光斑、大能量、少次数的治疗方式,通常可造成对周边皮肤组织和基底膜的损伤,也容易出现色素加重的副作用。但近年来 Q 开关翠绿宝石 755nm 激光和 Q 开关 Nd:YAG1064nm 采用大光斑、低能量、多次治疗的方式,取得了较好效果,且组织反应轻,避免和减轻了炎症后色素沉着,逐渐成为亚洲人群主流的激光治疗方案。

治疗操作步骤如下:

(1)术前注意事项。

①术前首先要由医师确定其黄褐斑皮损处于色素型稳定阶段。

②治疗前1个月内没有发生日光暴晒史。

③面部皮肤本身有炎症者,要先给予控制其面部炎症。

(2)术前清洁面部。黄褐斑患者术前面部采用温和型洗面奶洗干净,常规新洁尔灭术区消毒。

(3)表面麻醉/全身麻醉。无须麻醉。

(4)眼的保护。操作者与患者应佩戴专用护目镜。

(5)术中治疗反应。一般采用6~8mm光斑,能量密度一般为2~3mJ/cm^2,以照射后皮肤出现轻度潮红即可。

(6)术后术区的处理。术后立即给予具有面部皮肤屏障功能修复作用的医学护肤性面膜或导入性的治疗,以防止激光造成的皮肤干燥、敏感等微损伤性症状。

(7)术后注意事项。

①激光治疗后应格外给予轻柔无摩擦刺激方式洗脸和化妆,并在医生指导下给予面部皮肤补水及修复性的治疗。

②两次治疗的间隔期间,需要严格使用防晒品防止日晒。

③此种激光治疗方式出现的副作用发生率少,偶见色素加重或继发性色素减退斑,一般在2~6个月恢复。如出现色素沉着,应在色素恢复后再选择是否进行下次治疗。

④治疗频率一般每周1次,大多需进行5~10次的治疗。

2.点阵激光治疗 点阵激光技术是一种介于有创剥脱和无创非剥脱治疗方式之间的技术概念。点阵激光分为非剥脱性点阵激光和剥脱性点阵激光两大类。其作用机制是传统选择性光热作用理论的一种延伸,即点阵式光热作用。组织水是点阵激光的靶色基,点阵激光产生阵列样排列的微小光束作用于皮肤,皮肤组织水吸收激光能量后,形成多个微型柱状热损伤区(微热损伤区 MTZ),继而引起一连串的皮肤生化反应,达到紧肤、嫩肤及祛除色斑的效果。该 MTZ 直径为50~150μm,深达400~1000μm。根据仪器光束点阵设计的不同,受治疗区每平方厘米皮肤上产生的 MTZ 亦可能存在不同,如 Fraxel SR 系列就有125MTZ/cm^2 或250MTZ/cm^2 两种密度,受治疗部位的皮肤只有12%~20%的面积形成 MTZ,点阵激光每个 MTZ 周围形成环形组织凝固带或热损伤带,在外周为未受损正常组织,从而可加速受损区皮肤修复再生,治疗后创伤修复期短,色素沉着轻。

应用于黄褐斑治疗的点阵激光为非剥脱性点阵激光,波长通常为 1540nm 或 1550nm,与剥脱性激光不同的是其不损伤表皮角质层,其余表皮组织凝固,但不汽化,其 MTZ 包括角质层下的表皮组织和不同深度的真皮组织,这样既保留了皮肤的屏障作用,又通过点阵激光产生的微热区可直接损坏黄褐斑皮损的黑色素细胞、黑素颗粒及角质形成细胞等。这是一种治疗黄褐斑相对安全有效的选择,是目前 FDA 批准的用于黄褐斑治疗的方法,但点阵激光治疗也存在色素沉着和复发的问题。

点阵激光仪的治疗操作步骤如下:

(1)术前注意事项及操作:同 Q 开关激光治疗黄褐斑部分。

(2)术中治疗反应。治疗时参数设置具体要由临床医师根据患者皮肤类型、黄褐斑皮损情况和对治疗的反应适当调整参数,原则上建议选择小光斑、稍低能量和低点阵密度。一般以皮损区出现轻微发红、水肿为治疗终点。

(3)术后术区的处理。术后即刻给予冰袋外敷治疗区 15～30min。外用含有表皮生长因子等皮肤修复产品。

(4)术后注意事项。

①激光术后 2～3d,尽可能不要洗脸或洗浴。

②术区可能出现脱皮或轻微结痂现象,一般痂皮会在 7～10d 脱落,注意让其自然脱落。结痂正常脱落后可以正常护肤和化妆。治疗期间配合做好面部的补水护理工作,以达到治疗后的最佳效果。

③两次治疗的间隔期间,需要严格使用防晒品防止日晒。

④建议两次治疗间隔 1 个月为宜,一般治疗 4 次后,应给予疗效评价并评估是否继续此种治疗方式。

⑤部分患者仍会出现暂时性色素沉着,常需 2～6 个月恢复。色素恢复期间暂停激光治疗。

3.强脉冲光治疗(IPL)　强脉冲光(IPL)是由氙灯发出的非相干宽谱可见光,波长 500～1200nm,根据患者肤质及皮损情况选择相应滤光片,筛选出不同波长的光用于皮损的治疗,脉宽可调,每次击发可选择 1～3 个脉冲,其作用原理同 Q 开关激光一样,仍是选择性光热作用,所以色素问题也是其适应证。IPL 脉宽是毫秒级光源,不能瞬间集中峰值能量爆破黑素小体,对真皮的黑素颗粒作用达不到有效破坏。相比 Q 开关激光,IPL 脉宽长、能量低,引起组织损伤反应小,治疗后色素沉着少。国内近年来相继报道 IPL 对黄褐斑治疗的大样本观察,认为 IPL 对于亚洲人难治性黄褐斑的治疗是安全有效的。目前第四代 IPL 采用了优化脉冲技术(OPT),脉冲能量控制均一,波形顶端平,没有能量峰值和能量衰减,治疗作用温和、安全且有效。Yanmshita 观察 IPL 照射后黑色素细胞不被破坏,可很快恢复活性,认为 IPL 可以暂时去除表皮色斑,但是维持疗效应该加用药物或有效的激光治疗以抑制黑色素细胞的活性。

IPL 治疗前后注意事项及治疗终点大致同 Q 开关激光,IPL 照射黄褐斑皮损后可出现色斑颜色即刻加深的现象。这是由于 IPL 照射皮损后,表皮基底层的黑色素颗粒迅速上移到皮肤表面,出现有黑色素颗粒聚集的细胞坏死碎片。IPL 治疗时和治疗后的红斑和疼痛轻微,一般在 1d 内消失,大部分患者有轻微结痂,一般在 1～2 周脱落,治疗后可立即使用化妆品而不需要创面护理,没有感染和瘢痕的形成。IPL 治疗后炎症后色素沉着要比 Q 开关激光和剥脱性激光轻。

第四节 白癜风

白癜风是发生于皮肤黏膜,以局部或泛发性色素脱失为特征,主要影响美容的一种常见皮肤病。

一、病因及发病机制

白癜风的病因及发病机制尚不完全清楚,目前认为可能是具有遗传素质的个体在内外多种因素的激发下,诱导了免疫功能、精神神经内分泌、代谢功能等各方面的异常,从而导致表皮真皮交界处黑色素细胞内酪氨酸酶功能丧失,使酪氨酸氧化为多巴受阻,黑素形成障碍,最终引起皮肤色素脱失。

1.遗传学说认为 患者常有家族史,一般认为是伴有不同外显率的常染色体显性遗传。国外统计资料显示患者家族中白癜风发病率在 18.75%～40%,国内统计显示在 3%～12%。白癜风可能是多基因遗传病,可能是由于酪氨酸酶先天性不足,黑色素细胞失去合成黑色素的能力。

2.自身免疫学说 白癜风患者或其家属常伴发其他自身免疫性疾病,如甲状腺疾病、胰岛素依赖性糖尿病、慢性萎缩性胃炎、银屑病、斑秃、红斑狼疮等。与正常人相比,白癜风患者血清中器官特异性抗体的阳性率也明显增高,如抗胃壁细胞抗体、抗甲状腺球蛋白抗体、抗肾上腺组织抗体等。现已证实,白癜风患者血清中含有抗黑色素细胞的自身抗体,其阳性率在 27%～93%,且抗体的阳性率、滴度与病情的活动性有密切关系。

3.神经精神学说　黑色素细胞起源于神经嵴,临床常见本病皮损对称或呈节段性分布。手术后及精神创伤可诱发本病发生。一般认为精神刺激可导致单胺能系统的活性提高,从而导致去甲肾上腺素、肾上腺素或其他儿茶酚胺的升高,提示白癜风的发病与神经系统有关。白癜风患者血浆中 B-内啡肽明显增高,局限型和节段型的组织液中 B-内啡肽水平也明显高于没有累及的皮肤,说明 B-内啡肽有可能参与白癜风的发病。

4.黑色素细胞自身破坏学说　本病好发于暴露及色素加深部位,有人认为是由于表皮黑色素细胞功能亢进,促使其耗损而早期衰退,并可能是由于细胞本身合成黑素的中间物如多巴、5,6-二羟吲哚等过度产生或积聚所致。实验证明,酚类与儿茶酚胺等对正常或恶性黑色素细胞都有损伤作用,从而导致白癜风的发生。

5.酪氨酸、铜离子相对缺乏学说　白癜风患者血液及皮肤中铜或铜蓝蛋白水平降低,导致酪氨酸酶活性降低,因而影响黑素的代谢。

此外,某些化学物质和光感性药物亦可诱发本病。

二、临床表现

1.临床表现　白癜风为后天发生,无明显性别差异,任何年龄均可发病,以青壮年多见,约50％患者 20 岁以前发病。部分患者有明显季节性,一般春末夏初病情发展加重,冬季缓解。任何部位皮肤均可发生,但好发于暴露及摩擦部位,如颜面部、颈部、手背、腕部、前臂及腰骶部等,口唇、阴唇、龟头、包皮内侧黏膜亦可累及,部分患者白斑沿神经节段单侧分布,少数患者皮损泛发遍及全身。皮损初发时为一片或几片色素减退斑,境界不清,逐渐扩大为境界清楚的色素脱失斑,呈乳白色,白斑中可出现散在的毛孔周围岛状色素区。白斑中毛发可变白亦可正常,发于头部者可仅有白发而无白斑。大多数患者无自觉症状。病程慢性迁延,有时可自行好转或消退。在病程进展期,白斑可向正常皮肤移行,有时机械性刺激如压力、摩擦、烧伤、外伤后也可继发白癜风(同形反应);至稳定期,皮损停止发展,呈境界清楚的色素脱色斑,损害边缘的色素增加。

2.分类　根据皮损范围和分布可将本病分为寻常型和节段型。

(1)寻常型:又分为散发型、泛发型、面肢端型和黏膜型。

①散发型:白斑散在,大小不一,但多对称分布。

②泛发型:常有局限型或散发型发展而来,白斑的总面积大于体表面积的50％以上。

③面肢端型：皮损分布于面部和肢体远端。

④黏膜型：皮损仅累及黏膜。

(2)节段型：表现为皮损按皮节或某一神经分布区分布。

三、病理学特征

白癜风组织病理除基底层黑色素细胞以及黑素颗粒的数量减少或消失外，一般没有炎症反应。白癜风患者基底细胞层黑素体和黑色素细胞减少或缺乏，在活动期损害内，中心处黑色素细胞密度周同处有异常增大的黑色素细胞，是边缘区处正常区域的2～3倍。在较早的炎症期可观察到所谓白癜风隆起性边缘处的表皮水肿及海绵形成，真皮内可见淋巴细胞和组织细胞浸润。已形成的白癜风损害的主要变化是黑色素细胞内黑素体减少乃至消失。晚期脱色皮损内无黑色素细胞。

四、诊断与鉴别诊断

根据临床表现不难诊断本病。但需与下列疾病鉴别。

(一)单纯糠疹

单纯糠疹常见于儿童，面部局限性色素减退斑，而非脱色斑，且皮损边缘境界不清，表面常有细碎鳞屑。

(二)花斑糠疹

花斑糠疹损害常发生于颈、躯干、上肢，为圆形或卵圆形浅色斑，表面多有鳞屑，损害中易找到真菌。

(三)贫血痣

贫血痣为先天性色素减退斑，一般单侧分布，由于病变局部毛细血管稀少，摩擦或加热后白斑周围皮肤充血，而白斑本身不发红，可与白癜风相区别。

(四)色素斑

色素斑为出生时或出生后不久即有局限性浅色斑，往往沿神经节段分布，境界模糊，周围无色素沉着带，一般单发，持续终身。

(五)炎症后色素减退

炎症后色素减退有原发疾病史，如湿疹、皮炎、银屑病等，色素减退局限在原发疾病皮损部位，一般为暂时性，能自行恢复。

五、治疗

本病治疗目的主要是控制皮损进展，促进白斑复色。治疗措施选择主要考虑病期、面积、型别、部位、年龄、病程等。治疗原则是尽早治疗,尽可能根据不同患者采取个性化的综合疗法(中西医相结合,外用内服药物相结合,药物和理疗相结合。药物和理疗及外科手术疗法相结合)。治疗应长期坚持,每疗程至少持续 3 个月。

(一)糖皮质激素治疗

局部外用糖皮质激素治疗适用于白斑面积<10%的皮损。用超强效或强效激素。疗效最好的部位是面部和颈部,但要注意激素长期应用的不良反应,目前对面颈部皮损主要推荐用钙调磷酸酶抑制剂。

系统用糖皮质激素治疗主要适用于泛发性快速进展期白癜风患者。可小剂量口服泼尼松每日 0.3mg/kg,连服 1.5～3 个月,无效中止。见效后每 2～4 周递减 5mg,至隔日 1 片,维持 3～6 个月。或复方倍他米松 1mL,肌内注射,每 20～30d 1 次,可用 1～4 次。由于其不良反应多,不建议长期系统用激素治疗。一般对快速进展期患者,为尽快控制病情,前 3d 通常加倍使用,减药及停药较早。在快速控制疾病进展后,依靠中药及免疫调节剂继续治疗。

(二)钙调神经磷酸酶抑制剂

外用钙调神经磷酸酶抑制剂包括他克莫司软膏及吡美莫司霜。治疗时间为 3 个月至 1 年。复色效果最好的部位是面部和颈部。黏膜部位和生殖器部位也可以使用。

(三)维生素 D 衍生物

外用钙泊三醇及他卡西醇可用于治疗成人白癜风,每日外涂 2 次。维生素 D 衍生物可以与 NB-UVB、308 准分子激光、PUVA 等联合治疗,也可以与外用激素和钙调神经磷酸酶抑制剂联合治疗。局部外用钙泊三醇或他卡西醇可增强 NB-UVB 治疗白癜风的疗效。由于钙泊三醇及他卡西醇具有对 UVA 和 UVB 的光保护作用,所以建议光疗前 1d 晚上使用。

(四)中医中药

一般采用辨病结合辨证,分为进展期和稳定期 2 个阶段,形成与之相对应的 4 个主要证型(风湿郁热证、肝郁气滞、肝肾不足证、瘀血阻络证)。进展期表现为风湿郁热证、肝郁气滞,稳定期表现为肝肾不足证、瘀血阻络证。儿童常表现为脾胃虚弱。治疗上,进展期以祛邪为主,疏风清热利湿,疏肝解郁;稳定期以滋补肝肾、活血化瘀为主,根据部位选择相应引经药。

(五)光疗及光化学疗法(PUVA)

光疗有高能紫外光、氦氖激光、NB-UVB、308nm 准分子激光及准分子光等。由于高能紫外光疗效较差,正常皮肤色素沉着时间太长,氦氖激光疗效不肯定,随着 NB-UVB 用于白癜风的临床治疗,这两种光也逐渐在白癜风的治疗方法中淘汰。

1.窄波 UVB(311nm) 波长范围 310~315nm,峰值波长 311nm。其治疗白癜风的机制可能是通过促进角质形成细胞释放内皮素-1,IL-1α,碱性成纤维细胞生长因子(bFGF),以及增加黑色素细胞酪氨酸酶的表达起作用。此外,窄波 UVB 还可抑制皮肤树突状细胞和 T 淋巴细胞的免疫功能。它和传统的 PUVA 相比具有安全性高、副作用少等优点。全身 NB-UVB 治疗适用于年龄>9 岁,白斑累及面积>20%的患者。对年龄<9 岁,皮损泛发的进展期并能密切配合治疗的儿童也可应用。

窄波 UVB 的治疗操作步骤如下:

(1)治疗前注意事项:治疗时术者戴紫外线防护镜。若为眼周围皮损,嘱患者闭眼;若全身照射,要求患者穿短裤以保护生殖部位。

(2)治疗方法:起始剂量为最小红斑量的 70%,根据光感分型,中国人主要是Ⅲ型、Ⅳ型皮肤,前者首次剂量定位 0.3~0.5J/cm²,后者定位 0.5~0.7J/cm²,每周照射 2 次。治疗初始阶段每次增加 20%~50%剂量,出现淡红斑后一般每次增加 0~20%剂量,最终单次剂量不超过 3.0J/cm²。

(3)治疗后注意事项:治疗期间嘱患者注意避免日光直射于体表,暴露区外涂遮光剂。部分患者对 NB-UVB 可产生光耐受性,治疗次数及疗程视个体光敏感性而定(继续光疗色素岛面积不再增加考虑光耐受产生)。出现耐受后可休息 3~6 个月再继续治疗。

2.308nm 准分子激光 准分子激光是指受激二聚体所产生的连续的脉冲气体激光。二聚体由惰性气体和卤素气体各自以原子形式按一定比例和压力混合在一起。当电流通过时被激活的惰性气体和卤素气体可形成卤化物,释放出某一特定波长的单色光。308nm 准分子激光即 XeCl 准分子激光,是由惰性气体氙和卤素氯组成的二聚体受激发后释放出的波长为 308nm 的紫外光。308nm 准分子激光光斑直径可调,调节范围 2~18mm。每一脉冲能量可达 3~5.5mJ/cm²,最深可透达 1.5mm 的真皮浅层。

308nm 准分子激光治疗白癜风的机制并不明确,可能包括以下两方面:①诱导病损处活化的 T 淋巴细胞凋亡,可直接促使病理性的 T 淋巴细胞凋亡;还可作用于角质形成细胞,使前者产生细胞因子 TGF-β₁ 而间接诱导淋巴细胞凋亡。②刺激黑色素细胞增生,促进黑素生成,通过促进未被累及的毛囊外毛根鞘储备的无色素黑色素细胞增殖,产生黑素并移行至白斑处。

适应证:适用于治疗皮损面积小于30%的稳定期局部白癜风患者。联合外用他克莫司或吡美莫司等可提高其疗效。

308nm准分子激光治疗稳定期白癜风和目前常用的治疗手段相比优势在于:①该仪器操作灵活,对于局灶部位病变,尤其是皱褶部位的治疗有优势。②308nm准分子激光能量高,见效快,同时可以减少皮肤紫外线的总累积量。③308nm准分子激光是以光斑输出的形式作用于皮损处,不影响周围正常皮肤,可降低周围皮肤老化和皮肤癌等发生概率。

308nm准分子激光的治疗操作步骤如下:

(1)治疗前准备:治疗时皮损周围涂搽遮光剂或用遮光板保护正常皮肤。治疗人员使用防护镜,患者闭眼以保护眼睛。治疗无疼痛感因此不需要表皮麻醉,无须使用任何耦合剂冷凝胶等。清洁治疗部位并用新洁尔灭消毒。

选择患者上臂部或后背部偏下未晒伤的正常皮肤进行最低照射剂量(MED)测试,根据MED测试结果选择初始剂量。

(2)治疗剂量:治疗的初始剂量(ID)按照MED和皮损的部位来定。一般为0.5～1MED,同时根据不同部位选取不同的初始治疗剂量。后续的照射剂量视前次照射后皮损处出现红斑的反应情况而定,红斑持续时间小于24h,治疗剂量提高50～100mJ/cm^2,儿童为25～50mJ/cm^2;红斑持续时间24～48h,治疗剂量与上次保持一致。红斑持续时间48～60h,治疗剂量降低50～100mJ/cm^2,儿童25～50mJ/cm^2。红斑持续时间60～72h或出现明显水疱、灼痛等症状,治疗时间相应推后至上述症状基本消退,下次治疗剂量降低100mJ/cm^2。

(3)治疗频率:每周1～3次均可,较多采用每周2次,每次间隔时间3～4d,这样既能较快地获得效果,又不至于因治疗太频繁而出现副作用。部分患者由于色素生长缓慢合并外搽3%的他克莫司乳膏。多需治疗10～50次,平均35次。一般来说,其面颈部治疗效果应优于躯干四肢,而躯干四肢优于肢端关节处。

(4)术后注意事项:治疗部位的烧灼感、红斑、水疱等反应大多较为轻微,一般无须特殊处理,避免摩擦治疗部位,必要时给予防止感染的相应处理。治疗部位要注意防晒。

3.光化学疗法(PUVA) 光化学疗法是将光敏剂和长波紫外线(320～482nm的紫外线)结合治疗疾病的方法。其可能的机制是:刺激白癜风皮肤毛囊内残余的黑色素细胞的增生、肥大,黑素小体数目增多。治疗时均应戴护目镜、保护正常皮肤。其最常见的并发症是超剂量给药和光毒反应、皮肤老化。过度的日晒和缺乏足够的剂量参数是造成上述并发症的主要原因。目前随着更为安全有效的中波窄谱紫外线的普及应用,光化学疗法基本已退出临床治疗。

(六)移植治疗

移植治疗适用于稳定期白癜风患者,尤其适用于局限型和节段型白癜风患者,其他类型白癜风的暴露部位皮损也可以采用,进展期白癜风及瘢痕体质患者为绝对禁忌证。常用的移植方法包括自体表皮片移植、微小皮片移植、刃厚皮片移植、自体非培养表皮细胞悬液移植、自体培养黑色素细胞移植及单株毛囊移植等。自体表皮片移植及表皮细胞悬液移植操作方便,且疗效较好。移植治疗与光疗联合治疗可以提高临床疗效。

1.CO_2激光辅助自体表皮移植　应用表皮细胞分离机将患者自体正常皮肤通过负压吸疱取下带有黑色素细胞的表皮后,移植于已利用超脉冲CO_2激光去除表皮后的白斑皮损区,使移植的表皮黑色素细胞在皮损区生长,从而使皮损区色素重现。而供皮区疱底留有部分表皮及黑色素细胞,术后色素也可恢复正常,愈合后不留瘢痕。

CO_2激光辅助制备受区创面与机械磨削、负压吸疱、液氮冷冻等方法相比较,具有下列优点:①操作简便,面积和深度易控制。②特别适合棱角多、不平整部位的皮肤。③对于边缘不规则、含有色素岛的不完全白斑皮损同样适合,可将白斑皮损连同色素岛一同气化后植皮。④术后白斑处色素生长亦较均匀、完整、美观。⑤激光具有杀菌作用,污染少,术后感染少。⑥激光可对任意大小皮损进行气化磨削,因此治疗面积相对不受限制。

CO_2激光辅助自体表皮移植治疗操作步骤如下:

(1)选择供皮区。可选取腹部、臀部及四肢正常皮肤,亦可选用胸、背及股内侧的正常皮肤。根据供皮区选取合适体位。

(2)供皮区取皮。表皮分离机的工作负压维持在40～50kPa水平,注意供区发疱时皮温不宜过高,以免引起大量组织液外渗,造成局部瘀血甚至血疱。一般50～90min后,表皮与真皮完全分离,形成直径约1cm的水疱,然后给予起疱处皮肤常规消毒,用眼科虹膜剪剪下供皮区疱壁,使真皮面朝上平铺于凡士林纱布上备用。供区涂抗生素软膏,用无菌敷料包扎固定。因表皮细胞分离机一次所能提供的皮片有限,对于皮损面积较大者,可分区分次进行,每隔2个月治疗1次。

(3)受皮区移植。术前白斑受皮区需备皮,拔出病变区毛发,特别是唇、眉及发际等处皮损部位,给予复方利多卡因乳膏外涂表面麻醉60min后,常规消毒,选择超脉冲CO_2激光参数350mJ,脉冲150/s,光斑3mm,照射白斑皮损区以汽化后白斑出现散在出血点为止。用眼科镊取备好皮片,并展开平铺于创面,务必使表皮片下不能留有无效腔及气泡,皮片之间相隔小于 1mm。皮片移植完毕后,用无菌凡士林纱布轻压手术区,敷料加压包扎固定。

(4)术后注意事项。术后常规给予抗生素口服,7~10d 去除敷料,2~4 周后,受区开始出现新生色素,8 周后复查。口周、眼周、颈部病变表皮移植后 1 周内应严格限制局限活动,防止表皮滑动。表皮移植后数月内植皮区可能颜色较深,一般 6~12 个月逐渐与正常皮肤趋于一致。部分病例新生色素周围短期内会有白斑边界,数月后新生色素有可能由移植皮片向周围扩展而使白斑范围减少甚至消失。如果 1 年后白斑仍未消失,方可在遗留的白斑部位再次进行本手术。复色局部可出现色素深于周边正常皮肤,残留花斑样白:供皮区色素沉着或脱色,或轻微瘢痕形成。

2.铒激光辅助自体表皮移植 受皮区也可采用铒激光磨削,光斑 3mm 或 5mm,能量密度 4~10J/cm^2,频率 5Hz,其他操作步骤同超脉冲 CO_2 激光。

(七)单纯 CO_2 激光磨削术

CO_2 磨削术适用于治疗平整或非平整部位的稳定期或阶段型白癜风。激光磨削术可以激活外毛根鞘中无黑色素合成活性的黑色素细胞,使其增殖、分化成熟,向白斑处补充成熟的黑色素细胞。但只对不完全性白斑有一定的疗效,不适于治疗完全性白斑,磨削方法同激光辅助自体表皮移植术中的受区磨削术。

(八)脱色治疗

脱色治疗主要适用于白斑累及面积>95%的患者。已经证实对复色治疗的各种方法抵抗,在患者要求下可接受皮肤脱色。常用脱色剂:20%莫诺苯腙(氢醌单苯醚),每日 2 次,连用 3~6 周;也可用 20% 4-甲氧基苯酚霜(对苯二酚单甲醚)。临床中采用 Q755nm 激光疗效颇满意。从激光的特性看,Q694nm 激光(红宝石)可能更佳。

(九)遮盖疗法

遮盖疗法用于暴露部位皮损,采用含染料的化妆品涂擦白斑,使颜色接近周围正常皮肤色泽。

(十)儿童白癜风

局限性白斑:<2 岁的儿童,一般外用中效糖皮质激素治疗,采用间歇外用疗法(用 4 周,停 2 周),2 个月内无反应则可能无效,需换用其他治疗方法;>2 岁的儿童,可外用中强效或强效激素。局部外用维生素 D 衍生物可能加强激素的疗效。局部钙调神经磷酸酶抑制剂他克莫司软膏及吡美莫司霜等对儿童白癜风效果较好(>2 岁的儿童),308nm 准分子激光可用于治疗<2 岁儿童。临床治疗中,我们对

<2 岁的儿童应用钙调神经磷酸酶抑制剂,未发现可见的不良反应。

泛发白斑:>9 岁的儿童,皮损面积>20%,采用 NB-UVB 治疗。<9 岁的儿童皮损泛发也可以考虑采用 NB-UVB 治疗。快速进展期的儿童白癜风皮损可采用小剂量激素口服治疗,推荐口服泼尼松 5~10mg/d,连用 2~3 周。如有必要,可以在 4~6 周后再重复治疗 1 次。

(十一)辅助治疗

应避免外伤和暴晒,特别是在进展期。补充维生素 B、维生素 E、叶酸、锌剂、钙剂及硒等可能有一定帮助。治疗伴发疾病。心理咨询,解除顾虑、树立信心、坚持治疗。

(十二)预后

一般来说,本病面部复色效果最好,口唇、手足部位复色效果最差。从年龄来说,儿童治疗效果好于成人。病程短,早期治疗效果好,病程长者治疗效果相对较差。

参考文献

1.艾玉峰,柳大烈.面部轮廓整形美容外科学.杭州:浙江科学技术出版社,2015.

2.张歌.激光美容临床治疗手册.郑州:河南科学技术出版社,2016.

3.牟北平,查元坤,薛瑞.美容外科学专业知识解读.北京:科学出版社,2018.

4.韩秀萍.医学美容技术.上海:东华大学出版社,2016.

5.李勤,吴溯帆.激光整形美容外科学.杭州:浙江科学技术出版社,2013.

6.张书琴.美容整形临床应用解剖学(第 2 版).北京:中国医药科技出版社,2011.

7.齐向东,王炜,高景恒.微创美容外科学.杭州:浙江科学技术出版社,2013.

8.何黎,邹薪.皮肤医学美容新理念.实用医院临床杂志,2013,10(01):43-44.

9.刘良.面部除皱术效果探讨.中国卫生产业,2013,10(16):123+125.

10.刘瑜.鼻部美容整形综合手术的临床分析.中国卫生标准管理,2016,7(03):30-31.

11.梁晓英.对 50 例面部软组织损伤患者使用微创技术进行整形美容的效果探析.当代医药论丛,2016,14(11):153-154.

12.刘学龙,李龙.鼻部美容整形综合手术治疗方法分析.临床医学研究与实践,2018,3(05):109-110.

13.王华.眼部整形美容术后冷疗法的临床观察.求医问药(下半月),2012,10(04):292-293.

14.刘涛,杨德发.眼部整形美容术后使用冷疗法的临床应用效果探讨.中国医疗美容,2017,7(02):3-5.

15.韦燕兵,何洛芸,马瑗,等.点阵激光在皮肤及美容方面的应用效果.中外医疗,2018,37(08):17-19.